儿童轻抚无痛刺法

刘袋青 著

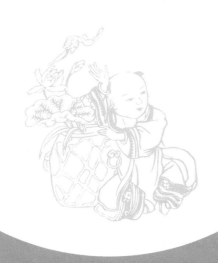

全国百佳图书出版单位
中国中医药出版社
·北 京·

图书在版编目（CIP）数据

儿童轻抚无痛刺法 / 刘长青著 . —北京：中国中医药出版社，2023.10
ISBN 978 – 7 – 5132 – 8277 – 2

Ⅰ . ①儿… Ⅱ . ①刘… Ⅲ . ①小儿疾病—针刺疗法 Ⅳ . ① R245.3

中国国家版本馆 CIP 数据核字（2023）第 120791 号

中国中医药出版社出版

北京经济技术开发区科创十三街 31 号院二区 8 号楼
邮政编码 100176
传真 010-64405721
山东临沂新华印刷物流集团有限责任公司印刷
各地新华书店经销

开本 710×1000 1/16 印张 10.25 彩插 0.75 字数 161 千字
2023 年 10 月第 1 版 2023 年 10 月第 1 次印刷
书号 ISBN 978 – 7 – 5132 – 8277 – 2

定价 58.00 元
网址 www.cptcm.com

服 务 热 线 010-64405510
购 书 热 线 010-89535836
维 权 打 假 010-64405753

微信服务号 zgzyycbs
微商城网址 https://kdt.im/LIdUGr
官 方 微 博 http://e.weibo.com/cptcm
天猫旗舰店网址 https://zgzyycbs.tmall.com

如有印装质量问题请与本社出版部联系（010-64405510）

取世间之轻盈 解天下之众生

儿童轻抚无痛刺法 以至柔之力化疾病于无形

在每一位患儿的诊治中都充满着人文关怀

在每一位父母的眼中都看到了信任和欣慰

在每一位医者的心中都时刻存有仁心仁爱

你、我、他的共同存在

彰显着不是针灸太神奇而是生命太伟大的哲理

我们是祖国针灸医学的传承者

也是祖国针灸医学的实践者

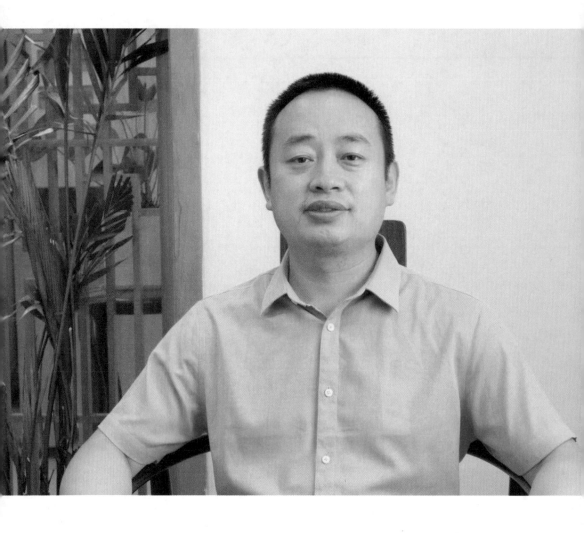

守护儿童健康
用好儿童轻抚无痛刺法
刘芸青

作者简介

　　刘长青先生，河北保定人，河北大学中医学院师承制导师，中西医执业医师。"仲圣元气针灸"临床实战家，"儿童轻抚无痛刺法"创始人。

　　深入临床一线，结合大量古籍奥义，进而探研出一套套高效针法，倡导明理、存信、静心、持术，治愈诸多奇难大病。学术上注重元气，以微针培元为本，给邪气以出路，调整阴阳平和，使生命的一气周流，回归本有的有序化。

内容简介

　　儿童轻抚无痛刺法，操作轻柔、治疗范围广、效果显著。它是刘长青先生送给天下孩子的珍贵礼物，在抚中有爱的治疗中，疾患悄然退去，正气未伤，进而守护孩子的健康。

　　本书分为上下篇。上篇为儿童轻抚无痛刺法学术阐微，分别从不同的角度让读者深入了解此种绿色疗法，让大家做到心中有数，以"明理"的状态把它应用在临床中，从而帮助更多有需要的人。下篇为儿童轻抚无痛刺法临证百案，以刘长青先生的临床实例及全国各地医生的学习应用案例进一步阐述"取世间之轻盈，解天下之众生"的针灸理念。适合广大中医师、中医院校师生参考阅读。

自　序

　　这是一个相对全新的针灸思想体系，你需要放下以往固有的观念，来接受一个全新的话题，或者说是对生命、人体、疾病重新认知的一个体系。它或将颠覆您以往的思维模式，甚至于以往的人生观、世界观、价值观。它是笔者在临证中的偶得，又反复应用了十几年而形成的一个理论与实践相结合的针灸思想体系。从目前来看，婴幼儿的各类疾病应用此体系均是非常高效的。

　　由于是偶得，同时又兼具良好的临床疗效，所以我也称它为"天赐针法"。我很愿意以文字的形式分享给每一个人，让我们人人拥有此法，从而帮助更多的婴幼儿获得健康的体魄。

　　读大学时，我学的是中西医结合专业，其间在河北大学附属医院跟随针灸科的老师们做大量的临床疑难病会诊工作，而这样的经历也让我有了一个丰富多彩且充实的大学时代。我在学校的图书馆和医院的针灸科之间奔走，忙得不亦乐乎。我基本上每天都沉浸在读书、思考和解决各科疑难问题之中，感觉其乐无穷。

　　从第一天拿起针灸针，我就怕把人扎疼了，所以自认为针灸应该是尊重生命的，是轻柔无痛的，是不需要酸麻胀痛的，最好是扎上后没有任何感觉的，我觉得这才是我想要的针灸治疗状态。因此，我的针灸体系就是让其更多地、更好地唤醒患者身体内在的自我恢复能力。譬如，针灸之后你可以感受到疾病从身体里面出来了，或者你豁然而愈了。而在这个过程中，尽量不产生没有必要的医源性疼痛。我一直坚持不给患者带来不必要的疼痛，是因为患者本身已经很痛苦了，如果再加上扎针产生的疼痛，那岂不是雪上加霜？由于我一直存有不想把人扎疼了的想法，所以从第一天拿起针时，我就摒弃了"酸麻胀痛"这些传统意义上所谓"得气"的针感。

在完成各科的疑难病会诊时，基本上西医各科都有我们的身影。包括 ICU 里一些深度昏迷的患者，西医学各种促醒手段联合使用亦无效时，就会开会诊单，请求针灸科协助治疗，这种情况我们也是经常去的。所以，在我的学生时代就见证了针灸挽急救危的神奇。

我们也经常去儿科会诊，比如小儿轮状病毒感染引起的腹泻，基本上我们医院的原则是住院 15 天仍无法止泻的，各种进口药物都用过了，如果还没有效果，此刻就会请针灸科会诊，一般 3 ～ 5 次就可以痊愈出院了。在我那两年多的会诊记忆中，很少见到超过 5 次还不好的。但是我却从来没有给孩子扎过针。每当去儿科会诊的时候，我就排在师兄弟的最后一个，反正老师怎么叫也叫不到我，因为我一看孩子哭，就舍不得扎针了。在这个时刻，针灸在婴幼儿疾病的应用和神奇疗效上，我只是一个见证者。

当时我的老师在给孩子扎针的时候基本上都是在四肢或者腹部进行的。进针一般是 3 ～ 5mm 的深度，因为 3 ～ 5mm 是一个非常安全的区间。我当时虽然没有给婴幼儿扎针的经验，可我却亲眼见证了很多婴儿、幼儿、新生儿通过扎针取得良好疗效的全过程。我们对新生儿的工作重点是救治产伤，比如顺产中臂丛神经损伤，往往我们会从孩子出生第 7 天开始进行针灸治疗，基本上在 1 个月左右，也就是孩子满月前后就可以临床治愈。

那么我又是怎样走上给孩子扎针这条路的呢？同时又是怎样才有了这套充满人文关怀的"儿童轻抚无痛刺法"呢？就是因为我的女儿。在2009年，女儿生病了，而我却没有了办法。因为在医院针灸科两年多的疑难病会诊过程中，在儿科诊疗上我只是一个旁观者。这个时候我才感觉到人生的无助，我本身是个心慈手软的人，孩子一哭，我就更手软了。别人家孩子我都没有给扎过针，面对自己的孩子，我更下不去手了。

在见证过神奇疗效后、在"心慈手软"的心境中、在自己女儿生病又极度无助时，这三重境况齐聚，这套针法应运而生（具体请直接阅读本书的正文）。在此分享给各位同仁，愿天下孩童同享。

壬寅年春直隶后学刘长青谨序

前　言

　　由我发掘并创立的儿童轻抚无痛刺法在国内有很多师友在使用。如果问它可以多么轻松就能完成治疗，答案是：你熟练的话，大概一分钟就可以完成操作了。

　　它不止可以给你带来临床上的口碑与效益，更多的是给了你一条出路，给了你一条守护自己孩子健康，守护周围孩子健康的一条非常高效的思路。你既成全了他人，也成全了自己。非常的"好玩"，几乎所有的孩子都会和你成为好朋友。等孩子经过这种疗法治疗以后，孩子会主动跟家长说，我要去某某医生那里扎针。这个可以非常有效地治愈"白大褂综合征"，改变很多孩子看到白大褂就被吓哭的状态，孩子可以和医生成为好朋友。想想看，这是多么美妙的一件事情呀！

　　曾经有一个 4 岁的孩子，他经常感冒发烧，我说要给他针灸，他很害怕。当时我跟这个孩子开了句玩笑，我说：咱俩是一伙儿的，我肯定不会扎疼你。这样，我给你扎一下，看疼不疼好吗？他做了十二万分的心理斗争之后决定试一下，扎完之后，第二天他就好了。过后，孩子的父母也没有带他再来。等过了几个月他又感冒了，他不知道我是谁，但是他知道有一个和他"一伙儿"的医生，于是就和他母亲说，我要找和我"一伙儿"的那个医生去扎针，他扎得不疼，我就好了，而且他扎完我全身都很舒服。他母亲就懵了：和你"一伙儿"的医生？后来他母亲想了想，也就找我扎过针，其他人没有给他扎过，估计这个"一伙儿"的医生就是我。然后就又带到了我这儿，我又扎了两次，这孩子就又好了，之后他就很少生病了。发现没，调理几次后，孩子的免疫力就恢复如常了。

简单而不简约

如果关注过我朋友圈的人都知道，我的朋友圈里一个病例都没有，我从来不在那里分享。因为分享那些治不好的没意义，分享那些治好的也没意义。分享经典的，我都觉得我像个骗子，所以我就从不分享。你可能会说：得这个病几十年了，你怎么一下就治好了？如果没有这些理论基础和数以万计的临床实例，还有我和我们的师友都做出的实际疗效，我看了也会觉得像是玄幻小说里的场景。所以我从来没有分享过任何一个案例，但是我们在那些公益课上讲的案例，都是真实存在的，我也愿意在这里分享给大家，目的就是让大家心中有这样一个方法的概念，从而能够更好地应用这套针法，进而帮助更多的婴幼儿拥抱健康。我想说：给自己一个机会吧。

一个出路

很多师友会问我，刘师兄你还记得我吗？我就一愣。他说，在哪一次公益课上你给我扎了一针，我那几十年的毛病就好了。我还是没印象，我真的没有印象。当这个问题对于我来说没有难度的时候，我就忘了，我治完之后就忘了。当然我要治不好你，我肯定会记得你。希望我不要记得任何一个人，因为我会记住我做不好的每一位患者。这里就要给大家提供一个思路了，当面对疾病的时候，给邪气以出路比什么都重要。这也是为什么元气针灸（编者注：元气针灸，是一套建立在人体自身整体元气运行基础上的针法体系，注重元气，以培元为本，以放生的心态给邪气以出路，使生命原有的一气周流回归本有的有序化）可以解决疑难杂症很重要的一个环节，也许您那十几年的毛病就差一个出路。

我们作为医生，当遇到困惑时，当临床中有无法解决的问题时，何不变换一下角度，给自己一个出路呢？譬如：接纳"儿童轻抚无痛刺法"的思维模式。

你在哪里

听过我分享儿童轻抚无痛刺法的人不计其数，在世界各地都有使用这套针法的人，当然都是华人。因为可能外国人不会因为听这样一个针灸体系再去学汉语，所以一般是华人医生在世界各地使用这样一种针法。这真的是你做儿科大夫一个必备的解决问题的工具，不在于它有多神奇，而在于它是一个全新的思路，完全绿色的，没有任何伤害的、高效的方法。尤其对于一些常见的感冒、咳嗽、发烧、腹胀、腹痛、不消化等儿科常见的两大系统疾病——呼吸系统和消化系统的疾病有极好的疗效。它的愈后特别好，孩子的体质也会越调越好，这是它最伟大的地方。而且这种疗法没有痛苦，孩子也会跟你成为好朋友。之后每当他生病的时候，可能就会主动提出去找你。

一路同行

如果你周围有我们的医生，有我们的同行。如果你们两个都会，自己的孩子病了，可以"易子而治"，这样效果会更好。没有为什么，临床事实是这样。有很多师友跟我说：刘师兄，我扎别人家的孩子一次就能点好，给自己家孩子点要3～5次才能好，为什么？没有为什么，事实就是如此。我说：其实我有时候扎自己孩子也比给别人家孩子用的次数多。如果你周围有我们的同行，那就换换孩子扎，自己孩子病了，你就找我们的师兄们扎就行了。

皆有可能

这套针法大家可以多试几次，它对提高孩子的免疫力，改善孩子的消化功能，甚至对于不长个儿的孩子，一些发育迟缓的都有非常好的疗效。

而且对于一些早产儿，若是治疗的话，可以用 3～6 个月的时间，基本上每天 1 次，一周可以做 5 次。做 3～6 个月的"儿童轻抚无痛刺法"，大多数孩子基本上就会和正常出生的孩子没有差别。无论是从智力、体重上看，还是各种西医学评测指标评价上看，都是正常的，包括我们医生以及患儿家人的观察都是一样的。

如环无端

或许有些人会疑问，这算什么呢？你也不按常规辨证，谁来了都这样扎，这完全不符合传统中医辨证论治的原理。我给大家简单解释一下我是怎么看待这个问题的：我们的针法是构建在后升前降任督二脉的循环运行上的。

我认为《伤寒论》是构建在"三"的层面上，就是表、里、半表半里，三个空间，两种性质。表、里、半表半里是三个空间，这三个空间的疾病有两种性质，一个是正气比较充足的三阳病，一个是正气衰弱的三阴病。所以在表这个空间里面，正气充足的往往表现为太阳病，正气不足的表现为少阴病，在半表半里空间里，正气充足的人得的病表现为少阳病，而正气很差的人表现为厥阴病。而在里这个层面上，正气强的人表现为阳明病，正气相对弱的人表现为太阴病，自下利。它是三个空间里两种性质的六种疾病。

所以一个空间两种状态，大家也就理解了吧？在表的层面上，太阳病属于正气充足的状态，少阴病属于正气衰弱、机能不足的一种状态。少阳病是半表半里的阳性状态，而厥阴是半表半里的阴性状态，对不对？最能突出的就是太阴病的"自下利"和阳明病的"有燥屎五六枚"？对不对？一个是机能亢进，阳气充足，一个是阳气不足，机能衰弱，但是都在消化系统上，都在里的层面上。

而我们这个针法体系，它是构建在一或者二的层面上，如果你从后升前降，后升主阳，前降属阴的层面，它构建在阴阳的层面上。如果你把任督二脉的后升前降看成如环无端的情况下，它就是构建在一的层面上。

一就无需再辨了。所以大家看我们的针法，先是在任脉上点，然后在督脉上点，之后才是四肢，它的主旨是在任督二脉的小周天上，而四肢很像大周天，看明白没有？所以此刻就无需再去辨各种常规的"证"了。我在临床中是这样做的，我们的师友在临床中也是这样做的。当然我不反对大家去结合六经辨证也好，脏腑辨证也好，卫气营血辨证也好，经络辨证也好，但是如果你用我们的儿童轻抚无痛刺法，请用我的理念做即可，不要打乱我的框架和顺序就可以了。它与其他的疗法几乎是圆融相通的。

再阐述一下，我们这套针法，它是构建在以任督二脉为核心的，后升前降的这样一个区间里面。如果你把任督二脉看成是两条脉的话，它就是构建在阴和阳的两个空间上，但是在治疗中，如果阳有病，我们刺了阴，或者阴有病，我们刺了阳，所以我构建在"二"的层面上，他的病就少了。还有一种看法，如果你认为任督二脉是如环无端的话，只是构建在"一"的层面上，到了一你就无需再辨了。同时大家看我们以任脉、督脉为主旨之后还加了四肢，就是小周天配了大周天，是任督二脉构建的小周天为主和辅助了四肢的大周天的概念在里面，所以这个就不需再辨了。这就是为什么我把所有的疾病都用这一套方案处理的原因，这是为什么我们不去所谓"辨证"的原因。这是看似没有"辨证"，实则"辨证"暗合其中。

你可以在临床中去实践它，实践是检验真理的唯一标准。你看是不是寒的就暖了，热的就清了。同时它没有任何的副作用，没有任何的痛苦，没有任何条件的局限性，直接就可以拿来用，甚至有的时候你根本就不需要用针，牙签、笔尖都可以。

打开自己

有人说：这样一种针法，你什么都治，甚至还治过绝症，刘师兄你是不是在骗人？不单是我，我们的师友也治过绝症，比如肝都要换了，结果用这套针法把患儿扎好了，真的是临床事实。是这样一个"不着边际"的针法，又没扎进去，只是接触了一下，为什么？取效之道而已。

当然世界上没有万能的东西，你也不能苛求这套针法能解决天底下所有的疾病，甚至要求能起死回生。这是一种苛求，我觉得任何一种技术都有它的局限性，不存在包打天下所有的病，但是我接诊的所有孩子都是这样做的，绝大多数疗效是非常好的，这个我们是敢摸着自己的良心对大家说的。但是我也常说守护生命是需要不择手段的，儿童轻抚无痛刺法，它是一个疗法，也是守护生命的一种"手段"，而且是无伤害、无侵入的"手段"。我觉得在常见病中都有优势，尤其是在无痛苦还高效这方面，对于少用激素、抗生素这一方面，我觉得真的是一个利器，是一个非常好的疗法。你可以在面对疾病束手无策时试一试。

但它不是万能的。有人说：这个孩子先天少个胳膊你能给他扎出来吗？真有人这样问过。我说：这你是刁难我了，你是故意的吧。别人不是说你行吗？有这样问的。而我觉得这个不行，不需要去苛求它。对于我们常见的病真的有非常好的疗效，大家回去一试便知。

有与无

它完全不需要你想象的那种非要扎进去的行为。你要真扎进去了反而效果很差。

我有个小师弟，他在军队里边当军医。有一次他旅长的孩子病了，这个孩子8岁，咳嗽总不好。你想旅长的孩子病了，有很多专家都会很认真地给他看，但这个咳嗽就是不好。也不知道旅长是怎么发现他的，问他："我儿子的咳嗽持续有半年多了，有什么好办法没？"然后他就给点了一次，结果好了80%。他再去治疗之前有点不放心，他问："我是给领导的孩子看病，师兄你有什么要嘱咐我的没？"我说："放心大胆地去就行了，平时怎么治就怎么治。"第二次点的时候他就想：我这次点深点儿会不会一下就好了呢？结果这次治疗完之后孩子没有任何变化，而且第三次孩子就不想点了。

为什么呢？因为第一次不疼，而第二次疼。然后他又回到我们完全没有感觉的状态去点。又点了3次，孩子好了。这个时候他才跟我反馈，他说：师兄，真的和你说的一样，没有感觉，才能找到最好的感觉。这个没有感觉才是最好的、最快的方案。是的，因为无形才能找到无形。

到底在哪里

我们是反反复复在临床中比对过的，大家注意，我们刺的是皮部。《黄帝内经》把人体分成五个部分，即气脉、血脉、经筋、骨属、皮部，而这个是皮部。穴位是什么？穴位是气脉流注过程中的能量聚合点，这是穴位，不是刺的经络，而是经络的皮部，刺的是皮，或者说是穴位的皮。所以您就无需太苛求穴位，或者说我找不准哪儿是第7椎呀，大概在这儿就行。皮部它的联系性是非常强的，只要大概在这个区域，就会有很好的效果。所以你完全没有必要用哪个穴位来套，这样你会把自己套进去。其实你大概在这个区间里"点刺"就可以了，所以我说这套针法的穴位"大"，大家就轻轻地点一下就可以了。轻轻地接触一下，不需要有任何的感受和感觉，就可以搞定这些问题。

一方守护

希望这套既简单又有用的针法能为你所用，如果再加一个愿望的话，那最好是能够传承下去。

刘长青

2023年4月

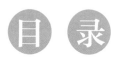

目　录

上篇

儿童轻抚无痛刺法学术阐微

这是一种治愈一切的微笑，

又是一种幸福、舒适、信任的享受。

儿童轻抚无痛刺法，

法中有爱，爱中有道，天道针法，利而不害。

这是一位中医人送给天下孩子的珍贵礼物。

这套轻柔无痛的疗法，用于婴幼儿常见的各种疾病，

在抚中有爱的治疗中，疾患悄然退去，正气未伤，

进而守护孩子的健康成长。

一、儿童轻抚无痛刺法基础穴位图

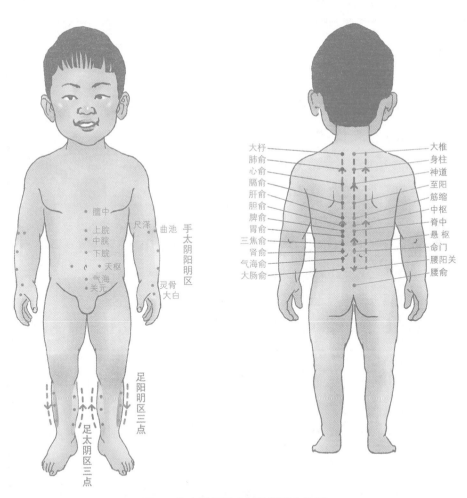

图 1　儿童轻抚无痛刺法基础穴位图

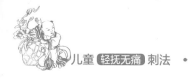

二、儿童轻抚无痛刺法缘起

（一）"心慈手软派"对儿科无从下手

（二）爱女腹泻走投无路，狠心微刺立现神奇

（三）体悟十载，小有心得

（四）和盘托出，愿为苍生

儿童轻抚无痛刺法，这是一个全新的课题。它没有侵入性，只是在人体的皮肤上轻轻接触一下，绝对不刺入的一种刺法。这或者会颠覆您所有的认知，甚至于您的人生观、世界观、价值观，打破您所有的临床认知和理性思维习惯，但这却是无可争论的临床事实。

这是一个很有意思的针法，也是一个很高效的针法，更是一个绝对安全的针法。儿童轻抚无痛刺法，我们最早叫它小儿毫针微刺，这个针法是我在临床中的一个偶得。我希望大家能把这样一套针法学会，照顾好您的孩子和周围的小朋友，包括一些小婴儿们。所以，您要放下自己的固有思维，才能接受这套针法。因为它与您以往的思维模式完全是两个概念。您甚至认为：得了肺炎，不用抗生素，这不是草菅人命吗？是的，肯定有人会这样想。但是临床事实告诉我们，我们运用这套针法，真的完成了很多不可思议的临床案例。

湖南娄底的一位师兄（编者注：因刘长青先生觉得大家平等互助，一起探研，故称其"师兄"即可，大家平日见面也相互称呼"师兄""师姐"，下同）曾经治疗过一个孩子，被诊断为先天胆道闭锁或狭窄，医院让他家里准备130万元，需要做4期手术，才能给孩子塑造一个胆道。当时孩子重度营养不良，家长已经准备放弃治疗了，这位医生用"儿童轻抚无痛刺法"给孩子点了

7 天，同时用南阳涂华新老师讲的柴胡加龙骨牡蛎汤给孩子泡了 7 天澡，结果这个问题就搞定了。

我们有很多这样有意思的案例，他们没有接受任何其他的治疗及辅助治疗，治疗的手段只是做了"儿童轻抚无痛刺法"。不管是儿科疑难病也好，还是常见的感冒、咳嗽、发烧、腹胀、腹痛、湿疹、皮炎、秋季腹泻等都是非常有效的。

有些西医认为的先天性疾病，有的甚至是基因层面的，经治疗后，临床症状也消失了。也有少数人基因层面真的发生了改变，这个目前还没有办法去解释它，但这却是临床事实。我们姑且把治好的一些重大疑难病、先天性疾病及西医学认为无法康复的疾病放在一边，权当是生命的自我修复，我们也暂且把我们所有治好的都叫作临床个案，不去讨论它。但可以锤实的就是透过数以万计的临床实践，对于一些常见病，如感冒、咳嗽、发烧等常见的呼吸系统和消化系统疾病，这套针法真的是有非常好的疗效。所以我觉得这是一个非常具有推广意义的针法，它可以为我们的孩子少使用一些激素、抗生素，提供一个高效的诊疗思路。

我们都是医生，没有必要忽悠任何人，也没有必要被任何人忽悠。我们必须承认的是这个世界上也没有一套针法是万能的，但是这套针法的普适性极高，不管您用过或者是没用过，它都存在。我们都可以用这样一个完全没有疼痛感、没有刺激性、没有侵入性，甚至就像开玩笑一样，挠痒痒一样，和孩子做游戏一样的操作模式来完成对婴幼儿常见病、多发病的治疗，操作完以后您就会发现，往往都会有很好的疗效。您或许会明白"不是医生太神奇，而是生命太伟大"的道理。

那么这套针法是怎么产生的呢？

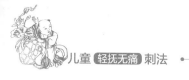
（一）"心慈手软派"对儿科无从下手

我是一个心慈手软的人，我很关注患者的感受，总怕把患者扎疼了。我会尽全力规避针灸所带来的疼痛，这是我用针灸最大的特点。我的针法体系也都是在这种轻柔无痛的操作环境中完成的，因为这是我对针灸的理解。

我觉得治病，病好了就可以了，不需要把人扎得"是可忍孰不可忍"。我很不喜欢医源性的痛苦。在我的针法体系或者在我的针灸实践操作中，人文关怀占了主导地位。我的针法可能与个人的性格有关，我不喜欢让患者在自己的治疗中去承受更多的痛苦，因为我觉得他的疾病已经足够让他痛苦了。

我跟随老师们在河北大学附属医院做全院针灸疑难会诊时，亲历了针灸的疗效，觉得针灸还是可以救治疑难顽疾的。我在两年间曾经帮助40多名患者从昏迷转为苏醒，其中最高记录是一天帮助4例有机磷中毒昏迷的患者苏醒。当时是把西医学的所有方案都用上了，患者都不能苏醒，但是通过针灸我帮他们苏醒过来了。所以对于针灸可以治病，可以救危的能力在我内心中是有坚定信念的。也就是说在我大学时代就深深埋下了这样一种信念，并且这种信念是无法撼动的。

比如对于新生儿的臂丛神经损伤，一般我的老师会从新生儿出生的第7天开始介入进行针灸治疗，所以给婴幼儿做针灸，这种事儿我是天天见到的，可是我却从来没做过。我就怕把孩子扎哭了，无论是真的疼还是被吓的，肯定都是要哭的。比如儿科的轮状病毒感染引起的腹泻，各种进口药物都用过了，依然没有效果，此刻会请针灸科会诊，一般3～5次就能治愈，在那两年多的会诊记忆中，我见到的病例没有超过5次治疗还不好的。

这期间我亲眼见证了给很多婴儿、幼儿、新生儿做针刺疗法，基本上每个接受针灸治疗的患儿疗效都很好。即便是有良好的疗效，在我的心境影响下，我也从来没单独去儿科会诊过，我觉得孩子哭得太让人心疼了。跟随老师去儿科会诊时，孩子"哇哇"地哭，我一看就心软了，在心中就告诉自己：我扎不了这个。但是我也清晰地知道，像呼吸系统、消化系统疾病等一些常见的内科疾病，针灸都有非常好的疗效。

（二）爱女腹泻走投无路，狠心微刺立现神奇

其实这样一套针法是在我女儿身上发现的。女儿7个月的时候，有一天她拉肚子，平时我看老师给患儿针刺两三次就好了，可是我连别人的孩子都舍不得扎，自己的孩子就更舍不得了。于是，我就给她做小儿推拿、吃薯蓣粥、贴耳穴、吃"妈咪爱"等，又翻阅《幼科集成》找方法，结果都没有效果。怎么办？当时我就想：这个病要是我能替闺女去得，即使严重10倍我都愿意接受……我觉得自己走投无路了。

无奈之下我给老师打电话寻求帮助。

我说："老师，我闺女好像得了秋季腹泻，拉得挺厉害，一天拉好多次。"

老师说："孩子状态怎么样？"

我说："状态没问题，就是拉得太多。"

老师说："给她扎针了没？"

我说："没扎。"

老师说："为什么不扎？"

我说："我下不去手。"

老师说："你真是亲爹！狠下心来，扎！"

老师说完就挂断电话了，根本没有给我再说话的机会。

我上午9点多打完电话，犹豫到下午4点，实在是没办法了，一狠心，我就用0.25mm的针灸针在女儿身上相应的穴位轻轻地接触了一下。0.25mm的针灸针已经是当时最细的针了，还不像现在有更细的。我保证当时没有刺破皮肤，女儿以为我在跟她做游戏，就"咯咯"笑个不停，一副很开心的样子。扎

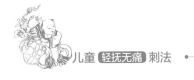

完后，我如释重负，结果没想到她居然好了，当天晚上就没有再拉肚子了，第二天上午 9 点她解大便了，非常正常的"香蕉便"。

之后我就懵了，我扎针了吗？我扎了，但也没扎！我是怎么做的？按我老师的方法，也没按我老师的方法！我不知道她是怎么好的，这让我很震撼，又不知所措。

（三）体悟十载，小有心得

后来我就用这种轻触的方法治了很多人，前百十例几乎用一次就临床治愈了。无论是小儿肺炎、哮喘还是拉肚子、便秘、肚子疼、感冒、发烧，等等。为什么我知道是一次治愈的？因为我会要求他第二天再来，来的时候家属告诉我：孩子已经完全好了。为什么一次就治愈了？回想一下可能都是小毛病。后来，越来越多的儿科疾病我都应用这个方法，严重的就不能一次治愈了，但是整体观察，疗效还是满意的。所以这是一个值得让每一位医者甚至孩子家长都掌握的绿色疗法，同时也是能够守护孩子健康成长的好方法。

治好很多患儿后，慢慢地我就跟这些患儿的家长都成了好朋友。每个家长有不同的心境，我给他们的孩子点刺好了，这些人就常常和自己的亲戚说，这些人的亲戚也会深信不疑。为什么呢？不用输液，不用打针，不用口服药物，一分钟就可以了，最重要的是效果很好。

就这样，很多人开始逐渐接受儿童轻抚无痛刺法这样一个疗法。点一点，轻轻地接触一下，问题就解决了。后来就有一些身体素质特别差的，长期处于疾病或半疾病状态中的患儿，这个月住 15 天院，下个月再去住 15 天院的孩子来治疗的慢慢就多了。这样的孩子就不会好得这么快了，尤其是那些出生 10 来天、半个月，就因为得个感冒，后被诊断为肺炎，然后就住了十天半个月院的这种孩子，他的身体素质就会极差。一般我们需要点刺 5～6 次才能好。这种情况很常见，这样的孩子好得相对慢一些，但是如果你用儿童轻抚无痛刺法治疗几轮，这次感冒是由你来治疗，下次感冒还是由你治疗的，再下次还是。

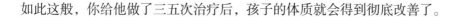

如此这般，你给他做了三五次治疗后，孩子的体质就会得到彻底改善了。

（四）和盘托出，愿为苍生

我也想要把这样一套较为安全的治疗方法分享给大家，它不需要针刺进入皮肤，只需要在身体上接触就行。就像一位贵阳的师兄所说："我们去旅游，亲戚带着一个6个多月的宝宝，坐大巴车，空调很冷，然后感冒了。回到宾馆我也没带针，我就拿了个牙签给孩子点了一遍，结果他就好了。"这样的"神奇"数不胜数！作为医生，您说这样的方法好不好？想不想拥有呢？或者说，应不应该学会并应用呢？

我最初治的都是医生的孩子或者医生亲属的孩子，后来治得越来越多，问题也越来越复杂，虽然不一定能做到一两次就好，但是我们接诊的绝大多数孩子都有了长足的进步，无论从身体素质上还是智力水平上来看，身体的各方面都有了很大的改善。有些发育迟缓的开始健康成长了，有些不会说话的会背唐诗了，有些脑瘫的可以正常走路了⋯⋯

有些孩子做完点刺治疗，回去会跟他妈妈说：来，我给你也扎扎。虽然手上没有针（因为我用的针他根本就没有看到），但他会模仿我的样子假装给妈妈治疗。

还有一些孩子治疗次数多了之后，再来治疗时就知道主动把自己的衣服撩起来，配合治疗。

有一次我落下了一个穴位，那个孩子还告诉我说：这儿还没扎呢！瞧，他会记着这样一个流程。

我们在这期间观察了12年之久，发现这套针法的治疗范围非常广泛，并且孩子开心，医生高兴，家长无忧，您只需要试一试就知道了。

我常常把它叫作"天赐针法"。当然"天赐针法"应归天下人所有，所以我很乐意把这样一套针法分享给大家，愿与诸君共勉。

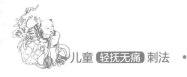

三、儿童轻抚无痛刺法的文化渊源与取效之道

一曰：纯阳之体，一团生气
二曰：专气致柔，内外若一
三曰：治神之道，渺若虚无
四曰：皮脑同源，同胚异生

通过十几年的思考，我有这样 4 条分享给大家。

一曰：纯阳之体，一团生气

何为纯阳之体？每一个孩子都有良好的生长发育状态，阳气非常充足。在我的世界观里，阴阳是一种物质的两种状态。纯阳之体是说能量的本源，他的真元是非常充足的，是活脱脱的一团生气，他有最充足的能量，最好的发展势头，以及最强的恢复能力。

从元气的角度讲，人的生命过程就是元气消耗殆尽的过程。我们抵御疾病、消化食物以及生长发育、生儿育女等，这一系列的生命活动都是依赖元气的支撑与消耗来完成的。

我们学的《中医基础理论》中说，气有推动作用，能推动人体的正常生命节律。正常的生命节律就是你婴幼儿时期是什么样子，青春期是什么样子，成年之后是什么样子，老年时期是什么样子。你整个身体的生长发育是有固定节律的，都是以气的推动作用作为支撑的，从而形成一个正常的生命节律现象，人人皆是如此。

而婴幼儿，他还没有真正地释放能量。他弱小是因为他没有释放，不代表他的元气不充足。小时候，我姥姥常说：十八九力不全，二十八九正当年，三十八九还可以，四十八九就玩完。这是她在描述着一个人的体力变化的过程，更是劳动人民对生命现象的一种智慧性观测。在我小时候，她经常这样念叨。

二曰：专气致柔，内外若一

婴幼儿时，其气之用是很专一的。他的身体是非常柔和的，既没有筋结，也没有僵硬。假如你去抚摸每一个孩子，他的身上都是非常柔软顺滑的，是非常柔和的，而且是富有弹性的，是满手生气的状态。

何为内外若一？内外通透是也。孩子机体的经络层面、肌肉及各种组织层面没有太多的障碍及不通。而我们成年人会在本来没有任何症状的躯体、四肢以及组织上触摸到太多隐性的痛点。其实这些已经是经络有瘀堵不通了，或者说虽然它不通，人体会以消耗元气为代价代偿了它，所以你身上会有很多隐性痛点而不自知。这些点其实就是人体潜在的不通，当真元下降了以后，它可能就会显现出来。所以有些人说病来如山倒，其实并非是病来如山倒，而是那些隐性痛点早就在了，只是人体内强行以消耗元气为代价，代偿了或者保全了机体的一些生命活动和生命质量。当元气下降到一定程度的时候，就会崩盘式、塌方式地产生各种症状。所以这种情况并非病来如山倒，而是早就有病的显象了。而孩子他就没有太多的不通在身体里边，所以说他是专气致柔，内外若一。这是从"硬件"层面看，他的表里是如一的，他的肌肉是柔和的。分开来说他的肌与肉是柔和的。所以他具备这样一种恢复的基础。

成人可以源于组织层面的不通，同时也可以源于七情的损伤，形成各种不通。我们成年人有太多的喜、怒、思、悲、恐，有太多的爱、恨、情、仇，求不得、放不下等思想障碍。同时又有太多肉体层面的不通，身体的正邪交争和思想、感情的交织等都在消耗元气，所以成人就很难有婴幼儿这样迅速的恢复

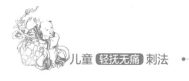
能力，或者成人的恢复需要很大的力量才可以。而婴幼儿不需要，他的内外是通透的，内外是若一的，思想上也没有太多的负累，也没有什么爱恨情仇。他在肉体层面是通透的，在心灵层面是干净的。所以他又具备这样一种从能量层面快速恢复的能力，这是我们说的他在"软件"层面的快速恢复能力。

无论从心理上还是肉体上，他的状态都是一致的。心理上来说：孩子面对一个东西，要就是要，不要就是不要，他没有模棱两可的概念，他是表里如一的，或者说他有一个想法是很单一的，说过去很快也就过去了。孩子想哭的时候可以马上哭，想笑的时候可以马上笑，他是单纯地存在，不像成人有太多的"花花肠子"，对不对？他的思想层面是纯洁的，没有太多的求不得、放不下。从肉体上来说，他既不像我们成人那样，这儿也是压痛，那儿也是筋结，这儿是软的，那儿是硬的。他的整个身体都是柔和的，他的经络及脏腑之间的气血运行都是没有障碍的，或者说障碍是极小的，或者障碍是非常短暂的。

他的思想和身体都是干干净净的，是内外若一的，是专气致柔的。因此他具备迅速痊愈的身体和心理基础。他不像我们成年人，一旦知道自己有什么严重的疾病就吓得走不了路了，儿童是没有这个情况的，他更没有爱恨情仇在身体里形成的喜、怒、思、悲、恐来伤害五脏。

所以我们常说，对于孩子，从"软件"上看能量是充足的，从"硬件"上看机体是通透的。

三曰：治神之道，渺若虚无

这是一套虚无的针法，几乎是没有感觉的，只有一个轻轻的接触感。大家千万记住是不刺入皮肤的。

"神"是个虚无的存在。古人云：人有三宝——精、气、神。"精"侧重于有形层面，"气"介于有与无之间，"神"则为无形的层面。

精是构成人体、维持人体生命活动的物质基础。

气是介于有与无之间的。当气运行紊乱的时候你会发现它侧重于有，当没有紊乱的时候，它就侧重于无。西医学之所以否定气的存在，就是因为它没有办法量化或者没有办法用视角观察它。所以西医学一直是否定气的存在，就是因为它介于有与无之间。

我们的祖先常说：鱼见水则死，人见气则病。什么叫作人见气？当你清晰地感受到某一个部位存在的时候，就说明你可能病了。比如你心慌，可能心脏有问题了，如果你的心脏正常工作的话，往往你是不会心慌的。比如你的手没有问题，你是感受不到手存在的。如果你感受到它的存在了，它一定是出了状况，这叫作人见气则病。

气在体内运行，人是体会不到的。如果能体会到它一般会有两种状态，一是它的运行发生了紊乱，比如岔气了，或者觉得哪里有气堵得慌，或者是厥阴病气上撞心，或者是奔豚病。你感受到这个气了，就说明你病了，正常人是感受不到气的存在。当然还有一种是修行状态，比如禅定状态，或者调息打坐的状态所感受到气在体内的运行，这是一种修行态。对于常人来说，气的运行发生了紊乱，你才会感受得到它，否则是感受不到气的存在。

而"神"是更高的一个层次，它是渺若虚无的，是一个纯无形的状态。我们读《黄帝内经》有"心藏神""脉舍神"之说。脉是神的"宿舍"，而在我们人体的表层中有最大的毛细血管循环网，它就是神的"宿舍"。同时，《黄帝内经》又说"心部于表"。心是部于表的，也就是人体的表层与心神之间有非常密切的关系，所以我们把针在人体表皮上轻轻接触一下，是一种治神之道。

《黄帝内经》说：凡刺之真，必先治神。而治神之道是渺若虚无的，如果你扎出了一个明显的感觉，显然它就落于"有"的层面了，你有了一个真实的感受就进入了"有"的层面，从而没有办法和"无"的层面相沟通了，它是一个无可跨越的鸿沟境界。包括我们元气针灸体系中从身体宏观大格局调理的针法在施针的时候，都是在完全没有感觉的状态下，才可以开启你内在气脉的运行。开启内在气脉运行的那一瞬间，我们的针一定是没感觉的，而你却清晰地感受到了气在任督二脉的旋转，那是一种不可着一丝意念和体会的。如果你模拟一个酸麻胀痛的"有"，就很难进入气脉有无之间甚至"无"的状态中了。

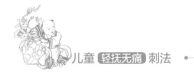

因而不难理解《黄帝内经》中所言："空中之机，清静而微。其来不可逢，其往不可追。"

我经常跟患者说一句话："如果我给你扎上针，而你觉得像没扎一样，我就做对了。"可是他却可以清晰地感受到病气从体内源源不断地排出，而人体的生机在不断地壮大。之后，他就说：我知道我好了。是这样一种状态，这是元气针灸体系一个非常鲜明的特点。

希望您能够理解，就像元气能解决问题一样，它是无为的。如果它充足，就会解决你身体上所有的问题。如果你非把它拽向"有"，它只能解决"有"的层面的问题，这就是为什么主流针灸也可以治病的关键点。而我在把你引导向"无"，从"无"的层面来解决问题。而元气修复人体，不管你发现没发现，认可不认可，你认为它有没有病，它都会去不断地优化身体，从而让人获得一个身心健康的状态。希望大家心中明白这个有与无之间的这个道理。问题是，您想让我们身体固有的元气帮您解决什么问题。

所以这是一种介于有与无之间的气，您在使用时或者说调用时是用的有还是无，自然也决定了结果的导向。而神是无形的，无形的东西和什么有关呢？它和意识有关，人的意识、人的思维也属于无形层面，那么我们自然不难理解无形层面更易与无形层面搭接的道理了。

四曰：皮脑同源，同胚异生

何为皮脑同源，同胚异生？为什么我们在表皮上点一点，病就好了？学过组织胚胎学的人都知道：大脑和人的表皮是同一个胚层发育而来的。而大脑却是身体最重要、最强大的中枢平衡系统。同胚异生，是同一个胚层异向分化成了两个器官，但是它们之间的关系我常比喻成"网和纲"的联系。大脑就像"纲"，而表皮就像是那张"网"，当这个机体非常通透的时候，您轻轻地触及一下人体的表层，就激发了大脑对整个人体的关注及平衡。所以孩子越小，它的联系就越紧密，疗效就越好。

你看孩子，他有非常强大的恢复能力和真元之气。元气针体系认为，人体的疾病之所以能够恢复，是因为有真元所在，而不是因为医生有多么神奇的技术。

我常说一句话：不是针灸太神奇，而是生命太伟大。生命是一个不断自我完善的系统，而这个完善的系统要以真元为依托，才能完成自我的修复与提升。而恰恰在婴幼儿时期，他的这股原能量是非常充足的。同时他又是专气致柔，内外若一的，因而他的表皮与大脑之间的联系是非常紧密的。

当你给皮层一个微小的刺激时，就唤醒了它们之间的联系。而恰恰它们又是同一个源头，这个信号就会很清晰地反映给大脑，大脑就会做出理所当然最正确的调整。因为大脑才是人真正的调整中枢，它是元神之府，所以我说这是个治神之道。大脑是元神之府，而皮肤是与大脑联系最紧密、最灵敏的一个感测系统。据说现在世界上有一种极其罕见的疾病叫作"皮肤大脑失联症"，你难以想象这个人的痛苦状态，就像你踩在地上，却不知道站在地上；你踩在地毯上，也不知道踩在地毯上；你踩在石头上，也不知道踩在石头上一样；那是无法想象的痛苦，这就是大脑与皮肤"失联"了。其实我们的皮肤是最灵敏的器官，它比眼睛还要灵敏。

有人在2016年世界权威的学术杂志《细胞》上发表了一篇文章，其中提出一个经多年研究得出的结论：孩子的自闭症是皮层神经受到抑制造成的。这就和我们的治疗不谋而合了。这就是为什么"儿童轻抚无痛刺法"会对脑瘫、自闭症患儿有不错疗效的另一佐证，因为它干预到了人体的皮层。而《黄帝内经》早在数千年前就说了：心部于表。皮脑同源，同胚异生，我们在给身体皮层一个极其微小的刺激的时候，它就能够影响到我们最核心的调节中枢对身体的调节。

所以，无论从现代西医学的研究看，还是从先贤智慧看，其理一也。

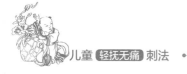
四、儿童轻抚无痛刺法的工具及持针操作细节

（一）针具 0.12mm×15mm

（二）中指、拇指持针，针尖似露非露

（三）针尖与婴幼儿皮肤有接触无刺入

（四）针刺频率 1～2 次 / 日

（五）7 周岁以下效佳

（一）针具的选择

通常选用的是 0.12mm×15mm 的针具进行治疗。

（二）中指、拇指持针，针尖似露非露

一般我会用中指和拇指持针，针尖似露非露（图 2）。有人说：我用拇指和食指可不可以？当然可以。但是从理论上说没有中指、拇指持针好。从经络的循行路线来看，中指是通心经的对不对？心主神明。如果您要习惯用食指，那也是可以的。

（三）针尖与婴幼儿皮肤有接触无刺入

针尖在婴幼儿皮肤上轻轻接触一下，有接触而无刺入，很多问题就迎刃而解了，效果会让您大跌眼镜。

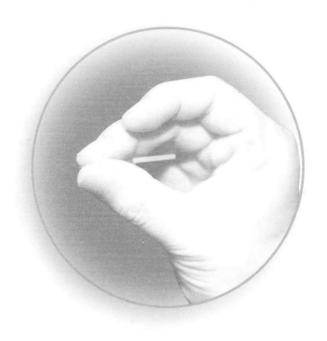

图 2　儿童轻抚无痛刺法持针图

（四）针刺频率 1 ～ 2 次 / 日

一般来说，我们在应用这套针法时大多 1 天点 1 ～ 2 次，我平时做的都是 1 天 1 次。有些人学完以后，因为颠覆了他以往的观念，心生疑问：针不扎进去能有效吗？他就特别不放心，生怕 1 次治不好怎么办。很多人开始不敢相信一次能好，所以针刺频率可调为 1 天 1 ～ 2 次。

（五）7 周岁以下效佳

根据临床经验，7 周岁以下的患儿应用此套针法效果会非常明显。一般来说孩子越小疗效越好。一般 7 周岁以上我们就用一些留针的方法，比如说脾胃

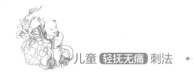
不好，扎个老十针，留针半小时左右就可以了。儿童轻抚无痛刺法更多是在 7 周岁以下患儿中使用。

五、儿童轻抚无痛刺法的细节阐述

（一）心法
（二）无效的缘由
（三）相关点刺穴位

（一）心法

儿童轻抚无痛刺法还有一个非常关键的心法，失掉了心法，则疗效会大打折扣。其实所谓的心法就是拿患儿当自己的孩子看，明白没有？拿你的小患者当自己的孩子来看待，去做点刺治疗，这就是心法层面。因为这种针法的由来本身就是自己怕把女儿扎疼了，没想到我用一个完全没有刺入的、类似于游戏一样的方法，却把女儿的秋季腹泻一次就治愈了，也由此产生了如此神奇的疗法。

（二）无效的缘由

应用此针法或初学此针法也并非一定有疗效，那么什么情况最容易无效呢？

大家请注意：在孩子抵触针灸的情况下，我觉得就容易没有效果。所以对于那些极端抵触的患儿，你可以把第一次的治疗忽略掉，可以在不持针的状态下比划一下，让他知道原来你可以这样做，第二次可能他就不抵触你了。如果你要把他扎得大哭大叫，他拼命地挣扎，父母再使劲儿按着他，他又哭又折腾，这种情况往往是没效的，这是我在临床实践中发现的。

如果你像做游戏般对待他，等你点完之后，下一次他再来，他就知道原来你不是要伤害他，可能之后就很容易起效了。

那些又哭又闹又折腾的患儿，一般我就认为治疗是没有效的。因为他的"神"乱了，变成了高度的恐惧与恐慌，这样还不如不治。

所以我更愿意：有缘不拒，无缘不攀。你也信任我，孩子也愿意让我扎，那我就好好扎。如果家长信任，而孩子在那儿哭得气儿都上不来了，这也是没效的。"神"是不惊扰为上的，这是我的临床经验，分享给大家，因为这些经验很重要。

如果你在治疗时，几个大人按着他，他在那儿拼命地哭着挣扎着，你点完之后回来问我："刘大夫，为什么患儿没好？""刘师兄，我怎么扎就是好不了，为什么呀？"这让我怎么回答呢？

治神是个虚无之道。你都吓得他快尿裤子了，你说他能好吗？事实就是如此。

为什么说年龄大了效果会差？其实我们孩子的皮肤是非常敏感的。但是如果你总保持在婴儿的这种状态中，你是没有办法在社会上生存的。在成长的过程中，我们的身体会逐渐忽略一些轻刺激，比如说我走着走着，撞了桌子角一下，我可能连停都没停，继续向前走去。为什么呢？因为我的身体在多年的生产生活实践中，已经可以承受这样一个撞击，它不会对我造成特别大的感觉。那些少林寺和尚练就的金钟罩铁布衫，不也是在逐渐地让大脑"忽略"掉这些感觉吗？一是要把皮层练得很硬，再一个就是从心理上要适应这种感觉，这样他才会感觉不到疼，他才有强大的抗击打能力。在整个生产实践和社会活动中，你的皮肤会逐渐地忽略掉一些轻刺激，这也是为什么这种"没有感觉"的针，对成年人会没效的原因。这里要说明的是：此处的轻触无痛与元气针灸体系中谈及的刺入后的无痛不是一个概念。

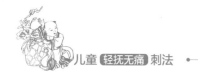

如果你总保持在婴儿的那种敏感程度上，这个人碰你一下，你疼得受不了，那个人碰你一下，你疼一身汗，那么你在这个世界上就没法生活了，对不对？其实你的身体早就逐渐适应了，并有意识无意识地忽略掉一些有所谓无所谓的轻刺激。在这种情况下，无感觉的刺法，它又怎能传递给大脑呢？我们会或多或少忽略掉这些"无所谓"的信息，因为大脑可能会把没有感觉的方法列入无所谓的信息里，从而忽略掉。

记得有一部电影，其中三个师兄妹，都是赌坛千术高手。他们都是孤儿，然后是一个师父把他们训练出来的。其中那个女的就是擅长偷牌，她可以用头发丝把牌偷出来，她这种灵活的手就需要一直泡在牛奶里，要保持得像婴儿那般柔软。但是别人一攥她的手，她就痛不可忍。我不知道有没有人看过这个电影，其实，如果你始终处在这种高度敏感的状态中，你就无法适应正常的社会生活，你碰到什么都会觉得这个刺激极其强烈。实际上我们在生活中一路跌跌撞撞长大，大脑会主动帮我们忽略掉一些微小刺激，这也是为了生活的需要。

我们成年人用这套针法效果比较差的原因有二：一则年龄越大元气越亏；二则大脑会忽略掉这种特别微弱的刺激。

（三）相关点刺穴位

那么在具体临证时，我们该如何选取穴位呢？实际上，此套针法无论针对什么样的儿科疾病，点刺的顺序均是腹部→上肢→下肢→后背。这样就完成了"儿童轻抚无痛刺法"的基本操作，具体操作细节在下文中将详细阐释。而部分病症涉及相关穴位的加减，大家可参考"八、儿童轻抚无痛刺法常用加减穴位"相关内容来展开临床应用。

进行相关穴位的点刺，操作起来非常简单，我们可以参照前面"儿童轻抚无痛刺法基本穴位图"（图1）进行讲解。

第一，腹部穴位。我们一般选取上脘、中脘、下脘、天枢、气海、关元。

第二，上肢前面的穴位。一般我们选尺泽（图3）或者曲池（图4）、孔最

（图5），还有灵骨（图6）、大白（图7），也就是大肠经在小臂的区域分成了三个点。大家注意这不是传统意义上的穴位，而是皮部。需要指出的是，我们这里所说的是经络循行区域和两旁一寸左右的皮肤空间。

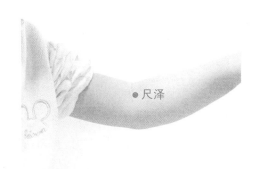

图3　尺泽穴

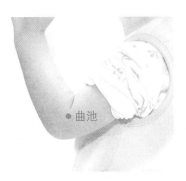

图4　曲池穴

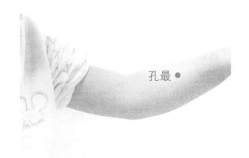

图5　孔最穴

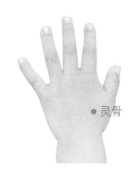

图6　灵骨穴

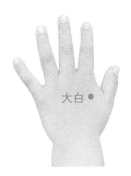

图7　大白穴

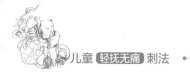

第三，下肢前面的穴位。和上肢一样，一般我会在小腿胃经的区域，从上往下分成三个点。脾经依然是在小腿的位置，我会从下往上分成三个点，这样前面就扎完了。

这里这个点，它实际不太精准，在大肠经上，这一段分三个点就可以了。这个胃经也不是精准的穴位，它是胃经分三个点，区段分成三个点就可以了，因为我们刺的是皮部。《黄帝内经》把人体分成了几大系统，包括气脉、血脉、经筋、骨属、皮部，我们刺法刺的是皮部，不是穴位，这是个皮部刺法。这个很重要，不知道大家明白没有。但是穴位和经络占有皮部一定的比例，严格地讲，经络和穴位属于气脉的一部分，大家现在所学的经络是营气的运行轨道，它始于《黄帝内经》营气篇，那是水谷精微的一部分。

饮食水谷进了脾胃，转化成水谷精微，水谷精微又分清浊与阴阳，清者为营，浊者为卫，营行脉中，卫行脉外，我们今天所学的十二经的气脉系统，主要属于水谷精微所化生的营气运行系统。希望大家理解自己学的是什么。我们看到的那十二经都是从肺经开始的。第一条经络是肺经，之后大肠经、胃经、脾经、心经、小肠经、膀胱经，是吧？肾经、心包经、三焦经，然后胆经、肝经又到了肺经对吧？流注顺序为什么是从肺经开始的？因为天开于子，地辟于丑，人生于寅，所以它是从肺经开始的，那只是气脉系统很小的一部分，而不是经络的全部，希望大家理解，那只是营气，只是水谷精微一部分的运行规律，并不代表经络的所有和经络的主旨。

轻轻地接触一下，就扎完了。大家注意，我再次强调一下，这个针法是非常简单而轻柔的，是不需要扎进去的，轻轻地接触一下，也不需要产生感觉，就会有非常好的疗效，如果反之，您给孩子扎疼了，那就进入"有"的层面了，效果就会差了。要知道如果孩子睡着了，给他应用"儿童轻抚无痛刺法"，那是扎不醒的。当一个孩子睡着时，找我来扎针，我扎完他，他还没有醒。当然，第二天病却好了。

每个人都会有面对孩子的时候，我觉得这样一套针法大家都是值得拥有的。它对一些常见病有非常好的疗效。这个一定要从你以往的"刺入型思维"

中解脱出来，认为扎针必须要扎进去，或者说我必须要用多么强烈的手段才可以解决问题，从那种思想困局中把自己解脱出来。未必说你非要沿用以往的医学思维，才可以搞定这个问题。

第四，背部穴位。后背我们选取的大穴，一是督脉上的穴位及督脉两旁胸三椎、胸五椎、胸七椎、胸九椎……也就是肺俞、心俞、膈俞、肝俞、胆俞，脾俞、胃俞以及肾俞、三焦俞等这些重要的穴位，我们轻轻地点下来就可以了。这里要说明一下，你不需要去精准确定这里是不是三寸，那里是不是两寸，这里所指的穴位是一元硬币样大小的范围。只要是在这一元硬币大小的区间，你接触到皆可起效。你就在后背从下依次点上来，也可以从上往下点，认认真真地点好每一个穴位就可以了。

我觉得从下往上点会更符合医理。这些穴位多是督脉及其两侧的穴位。督脉上有些有穴位，有些没有穴位，就从督脉上点过来就行了。这个针法本身就不是完全按照穴位来的，只不过是为了给大家一个标准，以便我们更好地操作才这样展开来谈的。其实它点的是人的皮层，而不是传统意义上的穴位，或者硬要说它是穴位，只是穴位的皮而已。

这是一套非常有意思的针法，非常高效。它可能完全脱离你对世界，对医学，对身体，对疾病，对生命的认知，和你的思维完全不在一条线上。有句话说得好：杯子为什么能装水，是因为它是空的。希望你把以前固有的观念倒出来，即使你很挣扎，但事实是用了之后你会发现，你以前完全束手无策的问题，一下子会变得极其简单。希望大家能够坚定地迈出这一步。

六、传播儿童轻抚无痛刺法的初衷

这套针法，我之所以不遗余力地去推广它，就在于它很优秀，而它的优秀

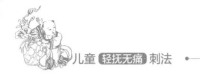

就在于：第一无痛，第二无侵入性，第三疗效又好又快。

我觉得通过这套针法，可能会为我们的孩子少用激素、抗生素提供一个新的思路。大家学会了守护一方孩子的健康，能够帮助他们增强体质，能够让孩子们在一种健康快乐的疗法中治愈一些常见的、多发的疾病，我觉得这是非常有意义的一件事。同时我也觉得这是老天爷赐给我的，我一直这样认为。我觉得这是"天赐针法"，当归天下人所有，而并非我个人的针法，所以此法当归天下所有的医生、所有的父母。这也是为什么我们会不遗余力地免费去推广这套针法的原因。

它对孩子真的非常重要，而本人能力又非常有限，照顾不了太多的人，所以我愿意毫无保留地分享给每一个人。无论您是不是医生，我觉得我都愿意分享。

我觉得这套针法可以很好地解决免疫力差，特别是容易感冒的体质状态。有些孩子就是从第一天集体闹流行性感冒开始，他就在感冒中，等所有人都好了，他还在坚决完成"收尾工作"，一直不好。这套针法对于这种情况真的非常有效，您可以帮他改善免疫力，从而不再"拖后腿儿"。

我觉得这样一套针法每个人都应该学会，因为这样不仅可以照顾好自己的孩子，而且还可以照顾好自己身边更多的孩子。

当然，世间没有任何一种方法是万能的。而当我们面对一些常见的普通型疾病时，我觉得儿童轻抚无痛刺法应该是一个极好的应对方案。它是源于我极度无助的时候，在自己女儿身上试出来的，而以前又没有这样的针法。我们也实践了十几年，从某种意义上可以说世界上有华人医生的地方，就有使用这套针法的。因为我大概从2014年就开始做免费推广，在国外很多华人医生都在用，所以几乎有华人医生的地方或多或少都会有"儿童轻抚无痛刺法"的存在。

希望大家放下自己以往思维层面的成见或偏见，用这样一种虚无的针法，去演绎一段针灸传奇，这是非常有意义的。希望大家都能学好这套针法，在照顾好自己孩子的同时，也照顾好身边的一大群孩子，从而为提高我们中国孩子的身体素质，贡献自己的一份绵薄之力。

七、儿童轻抚无痛刺法的应用及主要治疗范围

儿童轻抚无痛刺法在临床中应用还是很广泛的，概括一下，主要治疗以下病症。

1.广泛用于婴幼儿常见的消化系统疾病，如腹痛、腹胀、腹泻、便秘、偏食、厌食、呕吐等，包括西医学所说的腹腔淋巴结肿大、肠易激综合征、不明原因腹痛、激素抗生素或过食寒凉药引起的消化系统紊乱等。

2.广泛用于婴幼儿常见的呼吸系统疾病，如感冒、咳嗽、发烧、打喷嚏、流鼻涕、鼻塞、咽喉肿痛等，包括西医学所说的扁桃体发炎、小儿哮喘、小儿肺炎、普通感冒不收尾等。

3.各种皮炎湿疹，如湿疹、荨麻疹、无名红肿痒痛等。

4.早产儿体质弱。

5.新生儿黄疸。

6.脑瘫患儿的情感和智力障碍。

7.小儿遗尿。

8.幼儿身高增长缓慢（4～6月份治疗效果最佳）。

9.自闭症。

10.智力发育迟缓。

11.手足口病。

12.眼科炎症。

13.睾丸鞘膜积液。

14.小儿口腔溃疡。

15.儿童腺样体肥大。

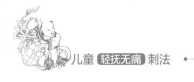

16. 小儿抽动症。

17. 疱疹性咽颊炎。

18. 小儿尿路感染。

以上这些疾病，我在临床中治疗了很多例，是经得住实践检验的，可以说我们这套针法是经过千锤百炼的，既有传承，又有思考，还有临床大量事实的观察。

在临床中，我们用这样一套针法几乎可以去应对儿科的所有疾病，包括一些先天性的疾病，也包括一些西医学认为没有办法改变的病症。比如有些孩子免疫力特别弱，你就每天给他点一次，当你熟练以后，基本1分钟就完成操作了。它会比那些进口的提高免疫力的制剂疗效好得多，这个是大量临床对比的结果。我的老家离北京非常近，只有90公里。我们当地很多人动不动就去北京看病，所以我对这样一些西医学免疫制剂有所了解。我发现它们很多不如我们的绿色疗法，这里有很多非常明显的对比案例。

目前，应用儿童轻抚无痛刺法的师友（编者注："师友"系仲圣平台对医生朋友的相互尊称，下同）加起来一天能治疗几十万人次，这个是不夸张的，因为我们有些做得好的师友，一天治疗上百人次，他们用的就是儿童轻抚无痛刺法。医生只需点一点，孩子的身体素质就会越来越好，疗效非常好。我们且不说那些神奇的个案，可以说对绝大多数孩子都是有效的，有效率可以达到90%以上。

我可以负责任地对大家讲，孩子的常见问题无非就两类：一个是呼吸系统的问题，就是感冒、发烧、咳嗽、肺炎、支气管炎、哮喘之类的；另一个是消化系统的问题，无非就是腹痛、腹胀、便秘、拉肚子等这些问题。对于这两类常见病症，儿童轻抚无痛刺法都有极好的疗效。我和我的团队有数百万人次的成功案例，通常大家用了都会说好。

最早我们从简单的消化系统疾病、呼吸系统疾病开始处理，慢慢地开始处理一些都是久治不愈的，或者是西医学认为你孩子的体质与普通人不一样，说你该找中医调理一下，或者说你的孩子不适合经常输液，因为我们给他输了液，孩子似乎也不见好……类似于这样的一些西医知名医院、知名专家看了都头疼的问题，我们现在处理这些居多。在整个临床观察中，我们发现对于这类疾病，我们的疗效是卓尔不凡的。后来我们的师友学习了，有些本身就是儿科专业的，比如大家拓展治疗了新生儿黄疸，用这套疗法比照蓝光的康复速度会提高5倍，举例说如果照蓝光15天能好，而做这个儿童轻抚无痛刺法3天就好了，这里就不一一举例了。如果是你，你会选择什么样的疗法？

八、儿童轻抚无痛刺法常用加减穴位（图8）

（一）发热——液门左手留针，饮热米汤一碗更佳

（二）夜寐不安——足临泣

（三）鼻塞、流涕——印堂、迎香

（四）皮炎、湿疹、身痒——曲池、血海

（五）眼屎闭目——印堂，太阳穴，或耳尖刺血

（六）夜咳——照海；日咳——申脉

（七）小儿鼻衄、爱破鼻子——曲池

（一）发热——液门左手留针，饮热米汤一碗更佳

再强调一下，一般我会用0.12mm×15mm的针具。发热的患儿，通常我会在他左手的液门穴（图9）处留一针。为什么扎左手呢？这个其实没有特别的意义，就是因为我们大多数人习惯于用右手活动，左手的活动概率低。我会

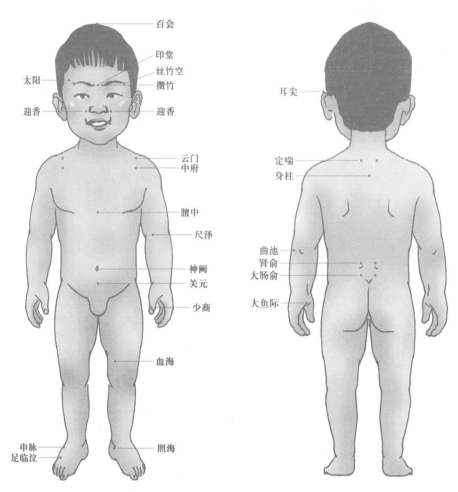

百会
印堂
丝竹空
攒竹
太阳
迎香
迎香
云门
中府
膻中
尺泽
神阙
关元
少商
血海
申脉
足临泣
照海

耳尖
定喘
身柱
曲池
肾俞
大肠俞
大鱼际

图 8　儿童轻抚无痛刺法不同证型常用加减穴位图

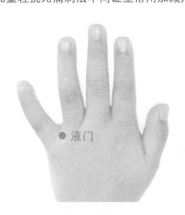

液门

图 9　液门穴

把针留在穴位上，让家属带着患儿在诊所里玩，或者是在诊所附近玩，以待观察。等孩子汗出来了，热也就退了。后来一位师姐说："刘师兄，我给他们点完之后都让喝一碗小米汤，很快孩子就退热了。"在她那里做儿童轻抚无痛刺法的患者非常多。她说有一次正好家里熬了小米粥，有一个孩子来扎针，母亲带着来得早，孩子也没吃饭。扎完之后孩子也活跃点了，就给他盛了一碗热的小米汤，喝完之后孩子的烧很快就退了。从那以后，每一个发烧的患儿来了她都给喝一碗热的小米汤。她说我那个锅就一直保着温，扎完之后就给一碗小米汤。我觉得这个也弥补了我在针灸诊疗过程中的一个不足，所以在这里也分享给大家。这是一位师姐自己的临证所得，丰富了我们儿童轻抚无痛刺法的内容，非常感谢她。当然再论，这岂不与仲圣先师桂枝汤之汗法一致乎？

（二）夜寐不安——足临泣

夜寐不安的患儿可以加足临泣（图 10）。无论你是感冒、咳嗽、发烧了而引起的晚上睡不踏实，还是做噩梦受了惊吓，脾胃不好等，无论什么原因引起的夜寐不安，加足临泣都可以有很好的效果。有些孩子没有任何疾病，就是到了半夜时哭几声，也不知道他是怎么了。针对这类患儿，往往给他点了儿童轻抚无痛刺法后，再加上个足临泣，一般孩子当晚就睡好了。这样的案例数不胜数。

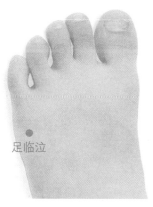

足临泣

图 10　足临泣穴

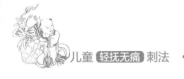

（三）鼻塞、流涕——印堂、迎香

鼻塞、流涕者，加印堂（图 11）、迎香（图 12）。在印堂轻轻点一下，迎香呢，就在小脸蛋平对着鼻翼的地方轻点一下就可以了。

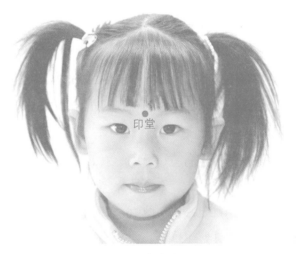

图 11　印堂穴

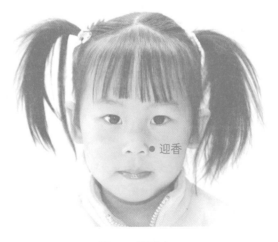

图 12　迎香穴

（四）皮炎、湿疹、身痒——曲池、血海

如皮炎、湿疹、身上痒，则加曲池（图4）、血海（图13）。

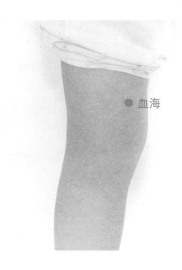

图13 血海穴

（五）眼屎闭目——印堂、太阳穴，或耳尖刺血

有些孩子在一些热性感冒中，睡醒后，眼屎糊住整个眼睛而睁不开，这个时候可以加印堂（图11）、太阳穴（图14），点完后这个现象就好转了。或者也可以在耳尖（图15）刺点血，就在耳尖上，拿个7号或者5号针头轻轻地碰一下，记住，一定是轻轻地，挤两滴血出来就好了。

曾经有一位师兄，他的孩子3岁，泪囊炎。医院说需要手术，而且需要全麻做手术。正好他上我们《问道三十六》的课程，课程结束时，这位师兄跟我说：刘师兄，我的孩子3岁了，泪囊炎需要手术，可能我这次听完课回去就带他去医院做手术。我说：你先不要带孩子做手术，你回去给他做"儿童轻抚无痛刺法"，再在耳尖刺点血，试试看。结果总共刺了两次，这个孩子就完全好

了，避免了手术。他曾经在台上分享过，很多师友都知道这个案例。耳尖刺血对于我们成人眼睛的问题，尤其是眼睛的炎症性问题，都有非常好的疗效。无论是急慢性结膜炎、角膜炎、角膜溃疡，都有不错的疗效，大家可以试一试。

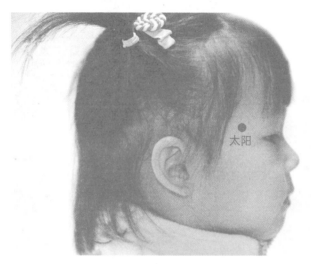

图 14　太阳穴

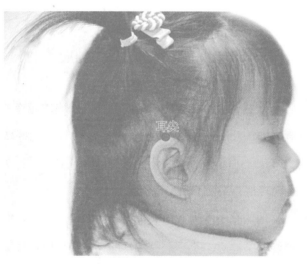

图 15　耳尖穴

（六）夜咳——照海；日咳——申脉

夜咳加照海（图16），日咳加申脉（图17）。有些孩子晚上咳嗽多，或者白天完全不咳嗽，或者有一些病只在晚上发作，白天非常好，或者说白天很轻，夜间很重，可以加上照海。有些孩子晚上非常好，到了白天就不行，白天他的问题就会非常明显，就加申脉。最早我们只是用来治疗小儿惊风，也就是抽风。现代药物也控制不住的时候，晚上发作就加照海，白天发作加申脉，后来我们把它推广到各类疾病的治疗中，发现都可以有很好的疗效。你可以认为照海主晚上，申脉主白天。

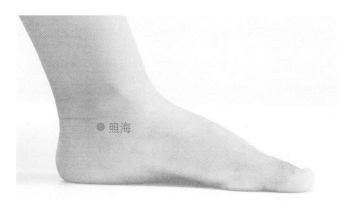

图16　照海穴

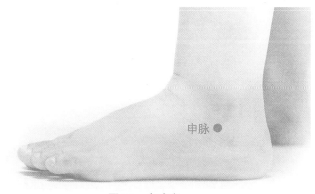

图17　申脉穴

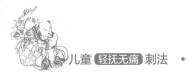

（七）小儿鼻衄、爱破鼻子——曲池

小儿鼻衄、爱破鼻子的加曲池（图4）。曲池当然是在患者大便干燥的情况下使用。

我们儿童轻抚无痛刺法解决大便干燥的问题也很简单，就从食指根（桡侧）向指尖分三点，一个指节点一下就行了。有一次就有一位师姐说：刘师兄，我听了三天课还没解大便，我一出远门就便秘。我就顺手把针扎在了清大肠的路线上，结果下一节课后，她就跑来汇报说解了大便了。

鼻衄，如果是阳明有热的，可用曲池，如果是肺阴不足的，可针肺经的水穴尺泽，点一下就好了。

当然，在大的框架点刺好以后，大家也可以把自己以往在针灸中的一些高效穴位，按我们的思路用非常轻的、接触型的这样一个刺法来给孩子点一下，也是非常不错的选择。

下篇

儿童轻抚无痛刺法临证百案

儿童轻抚无痛刺法，抚中有触亦有爱。它是元气针灸体系中应对小儿临床疾病的一种高效治疗方法。其绿色、轻柔、安全、高效，在治疗小儿临床疾病方面疗效确切，可零痛苦帮助患儿解决问题，让患儿尽可能免除激素、抗生素的危害，从根本上帮助患儿改善体质，增强免疫力！

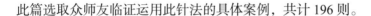

此篇选取众师友临证运用此针法的具体案例，共计 196 则。

一、小儿外感案（52 则）

（一）发热咳嗽案（18 则）

【案 1】

患儿：吴某。

年龄：两岁半。

性别：女。

主诉：发热伴咳嗽 1 日。

现病史：患儿受凉后出现发热咳嗽，于 2020 年 2 月 13 日就诊，来时体温 38.4℃。

治疗：与患儿家长沟通后用"儿童轻抚无痛刺法"治疗。

疗效：治疗半小时后，患儿体温降至正常。第二天患儿未发热，咳嗽大减，依照前法继续巩固治疗。共针 3 次，患儿痊愈。

患儿家长非常满意，说以前孩子每次发热咳嗽都要输液好几天才能痊愈，

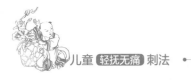

这次不打针，不输液，不让宝宝受罪，孩子还能好得这么快，直言这种针法太神奇，太不可思议了！

（仲圣师友　河南单团结医生医案）

【案2】

患儿：陈某。

性别：女。

年龄：3个月。

主诉：发热，体温37.5°C，少许咳嗽。

治疗："儿童轻抚无痛刺法"。

疗效：下午3点多来诊，点完后嘱咐回去多喂温开水。当天晚上7点半量体温36.2°C。连续做了3天，体温恢复正常，咳嗽亦痊愈。

（仲圣师友　福建黄种木医生医案）

【案3】

患儿：孙某。

性别：女。

年龄：6个月。

初诊日期：2019年4月2日。

主诉：发热、咳嗽1天。

治疗："儿童轻抚无痛刺法"加液门留针1小时。

疗效：患儿退烧，咳嗽仍有痰，大便干，继续"儿童轻抚无痛刺法"3次，每天1次，临床症状消除。

（仲圣师友　河北张琦彩医生医案）

【案4】

患儿：王某。

性别：女。

年龄：2岁5个月。

初诊日期：2019 年 9 月 10 日。

主诉：发热、咳嗽、流清涕 1 天。

现病史：1 天前受凉后出现发热，体温最高 37.8℃，咳嗽，无咳痰。

诊断：风寒感冒。

治疗："儿童轻抚无痛刺法"。

疗效：点刺后十多分钟，患儿就不再咳嗽流涕了。

这是串亲戚时治疗的亲戚家的孩子，为其治疗后我就回家了，之后未再做任何治疗。后家长反馈，孩子病情未再反复，痊愈。

（仲圣师友 河南余慧琴医生医案）

【案 5】

患儿：权某。

性别：女。

年龄：8 岁。

初诊日期：2019 年 7 月。

主诉：咳嗽伴发热 3 天。

现病史：体温 37.8℃，厌食，哭闹，眠差，服用 3 日小儿氨咖黄敏颗粒、小儿咽扁颗粒、琥乙红霉素，疗效不佳，咳嗽未减，遂来就诊。

查：舌质淡、苔红。

治疗："儿童轻抚无痛刺法"。

疗效：治疗两次，患儿未来就诊，电话随访已痊愈。

（仲圣师友 青海曹忠华医生医案）

【案 6】

患儿：王某。

性别：女。

年龄：3 岁。

初诊日期：2020 年 4 月 18 日。

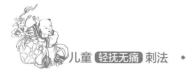

主诉：发热伴咳嗽、流清鼻涕1天。

现病史：孩子昨晚睡觉受凉，早上起来流清鼻涕，打喷嚏，伴有发热，鼻塞，偶有咳嗽，体温38.5℃。

诊断：风寒型感冒。

治疗思路：散寒疏风解表。

治疗："儿童轻抚无痛刺法"，并嘱其回去后多喝温开水。

疗效：回去后喝温开水，1小时后微出汗，体温降至37.1℃。

第二天继续巩固治疗1次，患儿体温正常，咳嗽、流鼻涕症状消失，病愈。

（仲圣师友　山东华永林医生医案）

【案7】

患儿：陈某。

性别：女。

年龄：3岁半。

初诊日期：2019年9月22日。

主诉：发烧、咳嗽1周，伴黄鼻涕不尽，食欲差。

现病史：1周前因受凉出现发热、咳嗽，夜间重，曾在医院输液并口服中西药物未取得理想效果而来我处求诊。

查：舌尖、舌边红，舌质淡，苔黄腻，脉细数。

诊断：肺胃蕴热，兼感外邪入里化热。

治疗思路：补脾益肺，肃肺降逆。

治疗："儿童轻抚无痛刺法"加穴位贴敷。

疗效：当天晚上患儿咳嗽明显好转，仍伴有黄鼻涕。

第二天继续"儿童轻抚无痛刺法"，同时在大鱼际处找到反应点进行点刺。

之后，患儿家长反馈，患儿咳嗽停止，黄涕已停。

（仲圣师友　湖南刘次鹏医生医案）

【案8】

患儿：薛某。

性别：男。

年龄：2岁2个月。

初诊日期：2019年12月22日。

主诉：患儿感冒服西药、打针后哭闹不止。

现病史：患儿于3天前因发烧，咳嗽，用西药治疗，今日中午开始烦躁不安，一直哭闹。

治疗："儿童轻抚无痛刺法"加申脉、照海。

疗效：患儿家长不放心，在我诊所留观1个小时，但做完点刺后20分钟，患儿已不哭闹，可以下地玩耍了。

（仲圣师友　三门峡许艳辉医生医案）

【案9】

患儿：姚某。

性别：男。

年龄：8个月。

初诊日期：2019年6月18日。

主诉：咳嗽1周。

现病史：患儿感寒后出现咳嗽，起初不重，痰不多，无发热、流涕及消化道症状。发病2日后在儿科就诊，诊断为"急性支气管炎"，血常规提示病毒感染，门诊医生给予百咳静颗粒、易坦静口服溶液及1日2次的雾化吸入，用药5天症状无明显缓解。门诊医生建议住院治疗，家长考虑患儿年龄较小拒绝住院，遂来我处寻求中医治疗。

刻诊：患儿咳嗽频繁，喉中痰鸣明显，烦躁，纳差，卧不安。

听诊：双肺呼吸音粗，闻及大量痰鸣音及少许喘鸣音。

查：舌淡红，苔白腻，指纹紫。

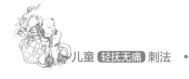

诊断：西医——急性支气管炎；中医——咳嗽，痰湿阻肺证。

治疗思路：宣肺化痰，止咳平喘。

治疗："儿童轻抚无痛刺法"加口服中成药。

复诊：次日来诊，家长诉患儿喉中痰鸣明显减轻，咳嗽次数减少，食纳及睡眠好转，继予"儿童轻抚无痛刺法"及口服药物治疗。

疗效：共治疗5天，患儿痊愈。

（仲圣师友　内蒙古董彩凤医生医案）

【案10】

患儿：欧某。

性别：男。

年龄：1岁2个月。

初诊日期：2019年10月2日。

主诉：咳嗽两天，加重伴喘息1天。

现病史：患儿感寒后出现咳嗽、流清涕，初起干咳无痰，次日晨起咳嗽及流涕加重，痰多，喘息明显，精神及食纳差。

既往多次支气管肺炎及喘息病史。

听诊：双肺呼吸音粗，闻及大量痰鸣音及哮鸣音。

查：舌质淡，苔薄白，指纹浮红。

诊断：西医——喘息性支气管炎；中医——寒哮。

治疗思路：温肺散寒，化痰定喘。

治疗：双肺俞、定喘穴放血加"儿童轻抚无痛刺法"。

疗效：放血及针刺治疗后，嘱家属带患儿在诊室内休息，半小时后患儿精神及症状好转。听诊痰鸣音及哮鸣音明显减少，嘱回家密切观察，加强护理，按时服药。

复诊：次日来诊，患儿咳嗽及喘息明显好转，偶流涕，继予"儿童轻抚无痛刺法"及口服药物治疗。

疗效：3 日后痊愈。

（仲圣师友 内蒙古董彩凤医生医案）

【案 11】

患儿：王某。

性别：女。

年龄：4 个月。

初诊日期：2019 年 11 月 5 日。

现病史：咳嗽 3 天，因其父是中医学校老师，不赞成给患儿使用西药，母亲也不愿给孩子输液治疗，遂来做"儿童轻抚无痛刺法"。

刻诊：患儿面色滞淡无光泽，神疲乏力，纳差，咳嗽较重。

诊断：气管炎。

治疗："儿童轻抚无痛刺法"。

孩子在妈妈爱的抚慰中欢笑着结束了治疗，孩子爸爸好奇地问我：刘大夫，我娃扎针为啥不哭，而且还笑呢？我说这是无痛针，她爸说太好了。我让孩子爸爸体验，他感到很神奇，说要介绍他们学校的学生来跟我学。

（仲圣师友 陕西刘秦香医生医案）

【案 12】

患儿：王某。

年龄：3 个月。

初诊日期：2019 年 2 月 8 日。

主诉：外感发热、咳嗽伴气喘 3 天。

诊断：急性支气管炎。

治疗："儿童轻抚无痛刺法"。

疗效：治疗 1 次后，患儿热退，咳嗽、气喘均减轻。

连续点了 3 天，患儿痊愈。其家人非常高兴，说：我们去医院，医生是要求住院治疗的，在你这儿，每次治疗不到 1 分钟，微刺时孩子也没什么感觉，

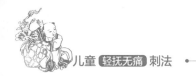

这样就把病治好了，这个刺法真神奇呀！

（仲圣师友　湖南熊芬梅医生医案）

【案13】

患儿：刘某。

性别：女。

年龄：1岁。

初诊日期：2020年3月2日。

主诉：流涕伴发热3日。

现病史：鼻流清涕，喉部有痰，发热，双肺呼吸音粗，无啰音。患儿妈妈带孩子在某公立医院输液两天，症状有所好转。后又反复发作，患儿家长着急，赶紧带孩子查大小便，均显示正常，经朋友介绍来我处治疗。

治疗："儿童轻抚无痛刺法"。

疗效：治疗一天后，患儿症状大为减轻；治疗第二天患儿流清涕、发热症状消除；治疗第五天患儿喉间痰鸣消失，痊愈。

（仲圣师友　贵州邓昌银医生医案）

【案14】

患儿：刘某。

性别：男。

年龄：2岁。

初诊日期：2020年2月11日。

主诉：发热、流清涕、咳嗽1日。

现病史：受凉后出现发热、流清涕，伴咳嗽，痰少不易咳出。之前在社区卫生服务站打针吃药，效果不好。经朋友介绍来我处就诊。

治疗：耳尖、少商、商阳、少冲、少泽刺络放血，加"儿童轻抚无痛刺法"。

疗效：治疗 1 次即见效，2 次后患儿体温正常，3 次后全部治愈。

（仲圣师友 贵州邓昌银医生医案）

【案 15】

患儿：刘某。

性别：女。

年龄：3 岁。

初诊日期：2021 年 7 月 6 日。

现病史：脾胃虚弱，经常患病，咳嗽发热，食欲不振，大便干、3～5 天 1 次。

治疗："儿童轻抚无痛刺法"。

疗效：治疗 1 次后，患儿大便通畅，烧退咳轻。治疗 2 次，患儿家长反馈，孩子能平躺睡觉（平常孩子是趴着睡的）。治疗 3 次后，孩子晚上经常盗汗的毛病也好了。

（仲圣师友 河南茹春利医生医案）

【案 16】

患儿：李某。

性别：女。

年龄：4 岁。

初诊日期：2022 年 2 月 9 日。

主诉：反复咳嗽 2 月余。

现病史：反复咳嗽，吃中西药治疗 2 月余，疗效不佳。来时偶有咳嗽，无痰，腹胀，偶有清涕。听诊心肺音正常。

查：舌质淡、舌苔厚腻，脉细。

治疗："儿童轻抚无痛刺法"。

疗效：治疗 3 次，症状全无。

（仲圣师友 河南王香珍医生医案）

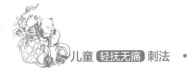

【案 17】

患儿：男。

年龄：1 个月（新生儿）。

初诊日期：2020 年 9 月 21 日。

主诉：鼻塞伴咳嗽 5 日。

现病史：近 5 天来，发现患儿鼻塞，略咳嗽，有痰音，无汗，食母乳时略烦躁、哭闹，食完后会打嗝儿，纳可，大便成形，小便淡黄，饮水量和平时一样，寐可。其母亲产后贫血，二便可。

医院检查为病毒感染，服用抗病毒颗粒、雾化治疗 4 天无改善。

治疗："儿童轻抚无痛刺法"，配合中药内服治疗。

疗效：连续治疗 3 次，患儿诸症减轻，哭闹情况改善，继续治疗，配合中药内服，后愈。

（仲圣师友　贵州田仁凯医生医案）

【案 18】

患儿：珂某。

性别：女。

年龄：1 岁余。

初诊日期：2020 年 10 月 17 日。

主诉：咳嗽流涕 2 日。

现病史：咳嗽，流鼻涕，黄涕，躺下就咳，呼吸音重。大小便可，寐可。

查：舌质淡、苔薄白，指纹风关略红。

治疗："儿童轻抚无痛刺法"，外用中药泡脚。

疗效：次日复诊，患儿诸症明显改善，咳嗽消失，睡眠好了转，偶有少许鼻涕。继续"儿童轻抚无痛刺法"治疗，后愈。

（仲圣师友　贵州田仁凯医生医案）

（二）发热流涕案（5则）

【案1】

患儿：吴某。

性别：女。

年龄：7个月零8天。

初诊日期：2020年3月20日。

现病史：发热，体温37.9℃，流清涕，打喷嚏。

治疗：与患儿家长沟通用"儿童轻抚无痛刺法"治疗。

疗效：治疗后40分钟左右，患儿体温降为36.7℃，精神状态恢复正常，家长高兴地抱着患儿回家了。

第二日，家长反馈患儿体温正常，未再发热，流涕、打喷嚏症状消除，痊愈。当日又做1次"儿童轻抚无痛刺法"进行巩固。

（仲圣师友 河南单团结医生医案）

【案2】

患儿：贾某。

性别：女。

年龄：两岁半。

初诊日期：2019年3月21日。

现病史：体温37.6℃，流清涕，咽红，精神差。

治疗："儿童轻抚无痛刺法"。

疗效：治疗1次后，患儿体温恢复至36.7℃，其他症状消失。继续巩固治疗1次。5天后电话回访，患儿症状没有反复，身体状况良好。

（仲圣师友 河南任金星医生医案）

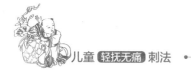

【案 3】

患儿：张某。

性别：女。

年龄：3 岁半。

初诊日期：2020 年 7 月 16 日。

主诉：发热 2 日。

现病史：体温 39.8℃，神疲乏力不思食。

治疗："儿童轻抚无痛刺法"加短时小儿推拿。

疗效：患儿下午体温持续下降，精神好，有饥饿感，晚上睡觉时体温恢复正常。

第二天再予"儿童轻抚无痛刺法"巩固 1 次，遂愈。

（仲圣师友　陕西刘秦香医生医案）

【案 4】

患儿：陈某。

性别：女。

年龄：3 岁。

初诊日期：2021 年 3 月 2 日。

主诉：发热 2 日。

现病史：发热，在家服药疗效不佳，经朋友介绍来诊。

刻诊：患儿纳差乏力，体温 39.8℃，咽喉肿痛。

治疗："儿童轻抚无痛刺法"，加少商、商阳刺血数滴，大椎、肺俞点刺。

疗效：针后，下午患儿体温持续下降至 37.8℃，诉想睡觉。患儿母亲向我询问是否需要让孩子吃药，我回答不用，嘱让其睡觉即可。患儿睡醒后，体温恢复正常，想要吃饼干。

第二天复诊，孩子体温正常，精神好，患儿妈妈很高兴，再予"儿童轻抚无痛刺法"1 次巩固疗效。

（仲圣师友　陕西刘秦香医生医案）

【案5】

患儿：李某。

性别：女。

年龄：6个月。

初诊日期：2022年5月。

主诉：打喷嚏、流鼻涕1日。

治疗："儿童轻抚无痛刺法"加迎香穴。

疗效：治疗1次，症状全部消失。家长说，之前喂药也得十天半个月才好的问题，现在1次微针就好了，家长很开心！

（仲圣师友　河南杨敏医生医案）

（三）高热案（14则）

【案1】

患儿：王某。

性别：男。

年龄：4岁。

初诊日期：2019年9月。

现病史：发热39℃，3天未退，伴咳嗽，咳痰。

治疗：下午4点多来诊，我给他扎了1次"儿童轻抚无痛刺法"，取桂枝加厚朴杏仁汤1剂。

疗效：当晚9点，患儿体温降至37.4℃。连续做了3天"儿童轻抚无痛刺法"，患儿体温已恢复正常，且咳嗽、吐痰消失。

（仲圣师友　河南夏昆明医生医案）

【案2】

患儿：李某。

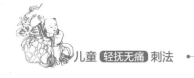
性别：女。

年龄：2 岁 8 个月。

初诊日期：2019 年 6 月 18 日。

主诉：反复发热 3 天。

现病史：体温峰值 39.8℃，喂退热药物两三个小时后，患儿又发热，家人害怕，带孩子来我处就诊。

治疗："儿童轻抚无痛刺法"。

疗效：治疗 10 分钟后患儿汗出，热退。第二天家属诉未再继续发热，遂又巩固治疗了 1 周。

令人惊讶的是，患儿体质居然有所改善，弱视也改善了 0.2。

感悟：如能多治些时日，弱视有可能完全恢复。

（仲圣师友　河南余慧琴医生医案）

【案3】

患儿：李某。

性别：女。

年龄：5 岁半。

初诊日期：2019 年 5 月。

主诉：发热伴咳嗽、流涕 5 日。

现病史：每天下午发热，夜间加重，社区卫生所给予口服柴桂退热颗粒 4 天，无明显效果。夜间体温升至 38.6℃，家长给予口服布洛芬，今日下午体温又升高至 38.6℃，遂来我处就诊。

治疗：给予"儿童轻抚无痛刺法"加背俞穴拔罐治疗，液门透中渚，留针半小时。

疗效：20 分钟后孩子开始出汗，1 小时后热退。

第二天患儿家长告诉我孩子晚上未再发热。继续"儿童轻抚无痛刺法"，5 次后，患儿鼻涕、咳嗽等表证也消失了。

（仲圣师友　山西陈海燕医生医案）

【案4】

患儿：黄某。

性别：女。

年龄：18个月。

初诊日期：2019年3月。

现病史：感冒发烧，体温最高39.2℃。

治疗：用"儿童轻抚无痛刺法"加液门透中渚留针1小时。

疗效：患儿退烧了，感冒也好了。

感悟：液门者，三焦经之荥穴也，开启相火输布水液之门户。

（仲圣师友　河南李林医生医案）

【案5】

患儿：杨某。

性别：男。

年龄：5岁。

初诊日期：2021年5月6日。

现病史：发热1日，体温最高39.5℃。

治疗："儿童轻抚无痛刺法"。

疗效：早、晚各1次，患儿体温下降至37.5℃。次日恢复正常。

（仲圣师友　河南杨新梅医生医案）

【案6】

患儿：王某。

性别：男。

年龄：8个月。

现病史：发热半日，体温最高40℃。

初诊日期：2021年3月1日。

治疗："儿童轻抚无痛刺法"，双侧液门留针30分钟。

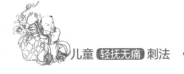

疗效：起针后，患儿体温降至 38.5℃，嘱咐孩子妈妈不要给孩子吃退烧药。8 个小时后打电话询问，患儿体温已正常。

（仲圣师友　河南王爱玲医生医案）

【案 7】

患儿：高某。

性别：女。

年龄：4 岁 8 个月。

初诊日期：2019 年 6 月 19 日。

主诉：发热 2 天。

现病史：反复发热，体温最高 39.5℃。纳差，没精神，曾自服小儿感冒药、退烧药，体温可降，但后又升至 39℃以上。

治疗："儿童轻抚无痛刺法"，液门透中渚留针 2 小时。

疗效：留针过程中，患儿体温慢慢降下来了，之前精神差，体温降下来后，患儿自己在诊所玩耍起来。

第二天未来诊，2 天后追踪回访，患儿家长反馈，针 1 次后，患儿已痊愈，故未来复诊，之后也未再复发。

（仲圣师友　云南许会萍医生医案）

【案 8】

患儿：肖某。

性别：男。

年龄：1 岁半。

初诊日期：2020 年 6 月。

主诉：反复高热 38 天。

现病史：反复高热，无其他不适症状，个头偏矮，三进医院仍然反复高烧，在别人推荐下来我处治疗。

治疗："儿童轻抚无痛刺法"。

疗效：治疗2次后，患儿烧退，后期观察，未有反复。

至今1年多，患儿再没感冒过，个头也增长正常。

（仲圣师友　湖南熊芬梅医生医案）

【案9】

患儿：茹某。

性别：男。

年龄：4岁。

初诊日期：2021年6月12日。

主诉：高热1日。

现病史：体温最高39.5℃，扁桃体肿大。

治疗："儿童轻抚无痛刺法"，液门透中渚，并留针。

疗效：针后半小时，患儿体温降至37.8℃；1个小时后，患儿体温恢复正常。治疗3天，患儿扁桃体红肿发炎完全消退，体温一直保持正常。

（仲圣师友　河南茹春利医生医案）

【案10】

患儿：张某。

性别：男。

年龄：6岁。

初诊日期：2021年8月。

主诉：发热8日。

现病史：因感冒发烧，连续输液7天，在第三天时，患儿感觉嘴巴张不开，吃不下饭，只能喝少许水。

治疗："儿童轻抚无痛刺法"。

疗效：治疗1次后，患儿下午回家，口中吐出很多烂肉样东西，吐过就吃了半碗面条。后连续治疗3天，病愈。

感悟：很多孩子的感冒往往是先吃过难消化或高热量的食物再受凉而发生

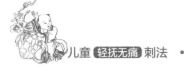

的。这名患儿比较典型。

（仲圣师友　河南范成明医生医案）

【案11】

患儿：罗某。

性别：男。

年龄：2岁。

初诊日期：2019年2月27日。

主诉：发热1日。

现病史：患儿从昨日开始发烧，体温39℃～40℃。无汗，有清涕，略咳嗽，家属自行喂服退烧药后烧未退、未有汗出。眠可，大便平素偏干，昨日大便略溏，小便可，不欲饮水。

刻诊：发热、流清涕、流泪、手心略烫。

查：指纹风关略红。

治疗："儿童轻抚无痛刺法"。

疗效：点刺15分钟后，患儿背部汗出热退，后配合中药内服痊愈。

（仲圣师友　贵州田仁凯医生医案）

【案12】

患儿：陈某。

性别：女。

年龄：3岁。

主诉：发热1日。

现病史：受凉后出现发热，体温波动在37.5℃～37.8℃，吃药疗效不佳，病情反复发作。

治疗："儿童轻抚无痛刺法"。

疗效：治疗2次后，患儿症状消除，未有反复。患儿家属惊叹于此针法疗效之神奇，轻柔而安全，故要求继续巩固，共治疗10次，孩子面部的湿疹也好了。

（仲圣师友　安徽陈晓康医生医案）

【案 13】

患儿：陈某。

性别：男。

年龄：2 岁。

主诉：发热 2 日。

现病史：受凉后出现发热，体温最高 37.8℃，夜间哭闹，治疗以灌肠、吃药为主，2 天未好。平素感冒易反复。

治疗："儿童轻抚无痛刺法"。

疗效：1 次治愈，后巩固 1 次。追踪回访未有复发。

（仲圣师友　安徽陈晓康医生医案）

【案 14】

患儿：刘某。

性别：男。

年龄：12 个月。

主诉：发热两周。

现病史：患儿一般子时（23:00～1:00）发热，体温最高 39℃，到凌晨 1:00 后渐渐自行消退，于各大医院检查未见异常。

治疗："儿童轻抚无痛刺法"加丘墟点刺治疗。

疗效：1 次而愈。

（仲圣平台　刘长青导师医案）

（四）感冒咳嗽、咳痰案（6 则）

【案 1】

患儿：李某。

性别：男。

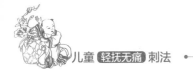

年龄：5岁半。

主诉：感冒咳嗽1天。

现病史：患儿白天、晚上都咳，家长述说孩子半夜睡觉都能咳醒。患儿来时咳嗽有痰，且较频繁。

治疗："儿童轻抚无痛刺法"，上、下午各1次。另予桂枝加厚朴杏仁汤1剂。

疗效：患儿到晚上睡觉时基本没有再咳嗽，第二天早晨起来已经不咳嗽了。给患儿继续微针两次，取桂枝加厚朴杏仁汤1剂，以巩固疗效。患儿家长说孩子感冒咳嗽从来没有这么快好过，本以为还要去医院输液治疗呢。

（仲圣师友　山东严家斌医生医案）

【案2】

患儿：男。

年龄：7岁。

主诉：咳嗽10余天。

初诊日期：2018年10月8日。

现病史：患儿奶奶偶遇我母亲，诉其孙子咳嗽已经有十来天，又不肯吃药，其奶奶觉得心烦，跟我母亲诉苦，母亲说可以找我用"儿童轻抚无痛刺法"治疗试试。于是患儿就过来了。

现治疗："儿童轻抚无痛刺法"。

疗效：下午1:30左右针刺1次，明显好转；晚上6:00左右继续针了1次。第二天咳嗽已痊愈，继续巩固治疗1次。

感悟：小孩儿生病，药物难以服用，既往很多都是去输液打针，小孩头上顶着针，时间久，小孩受罪，家属难受。刘师兄的"儿童轻抚无痛刺法"真的是让家长放心，无痛无痒愈疾病。功德无量！

（仲圣师友　广西宁毅医生医案）

【案3】

患儿：李某。

性别：女。

年龄：12 天。

现病史：患儿咳嗽 5 天，双肺听诊痰鸣音，在当地医院治疗两天效果不佳，经邻居介绍来诊。

治疗："儿童轻抚无痛刺法"。

疗效：治疗 1 次，第二天患儿来诊，听诊双肺痰鸣音减轻一半，家长惊奇地说没想到刘医生没让吃一粒药，一小根针就这样治病了。之后连续针刺 3 天，病遂痊愈。

（仲圣师友 河南刘航医生医案）

【案4】

患儿：张某。

性别：女。

年龄：4 岁。

初诊日期：2020 年 1 月 8 日。

主诉：感冒咳嗽 3 日。

现病史：来时她妈妈说，孩子感冒咳嗽，晨起偶尔流清涕，精神好，能吃能睡能玩。

查：舌苔薄白。

诊断：外感风寒。

治疗："儿童轻抚无痛刺法"。

疗效：3 次治疗之后，患儿妈妈反馈孩子咳嗽明显少多了。继续巩固治疗，1 周治愈。

（仲圣师友 洛阳王英歌老师医案）

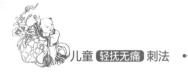

【案 5】

患儿：刘某（医生自家孩子）。

性别：男。

年龄：4 岁。

主诉：咳嗽、咳痰 2 天余。

刻诊：不用听诊器就可以听到明显的痰鸣音，体温正常，大小便可，纳差，精神可。

诊断：咳嗽（肺气上逆）。

治疗思路：补脾益肺，化痰止咳。

治疗："儿童轻抚无痛刺法"。

疗效：第二天晨起未再出现咳嗽，听诊器听诊双肺呼吸音清晰，临床治愈。

（仲圣师友　湖南刘次鹏医生医案）

【案 6】

患儿：郝某。

性别：女。

年龄：3 周岁。

主诉：发热伴咳嗽 3 日。

现病史：因受凉后感冒，出现咳嗽、高热，在家中妈妈自己给女儿喝头孢类抗生素、桔贝合剂等清热解毒类药物，服药 3 天后高热退，但咳嗽加重，几乎是咳得上气不接下气，伴咳痰喘息，轻度腹泻。遂来我处就诊。

听诊：双侧气管呼吸音粗，双肺呼吸音清晰。

治疗："儿童轻抚无痛刺法"一日 2 次，重点刺激大椎、太渊、肺俞、中脘、脾俞、胃俞、丰隆，考虑到有风寒袭肺，给予背俞穴，腹部中脘、双天枢拔罐治疗。

疗效：治疗 3 天后，患儿咳嗽、咳痰明显好转，腹泻止；5 天后症状基本消失，只是偶尔咳嗽，已无大碍。其母感叹此疗法的神奇！

（仲圣师友 山西陈海燕医生医案）

（五）咳嗽流涕案（3则）

【案1】

患儿：张某。

性别：男。

年龄：6岁。

初诊日期：2018年6月。

现病史：因咳嗽、流清涕就诊，无痰。平时体质很好，二便正常。

查：舌淡红、苔白。

治疗：因小孩吃药困难，用贴敷疗法治疗3天，咳嗽未见好转，有些加重。第四天加上"儿童轻抚无痛刺法"。

疗效：复诊患儿咳嗽大减，之后单用"儿童轻抚无痛刺法"巩固治疗3天，痊愈。

（仲圣师友 河北吴金明医生医案）

【案2】

患儿：赵某。

性别：男。

年龄：1岁6个月。

初诊日期：2020年3月18日。

现病史：流清涕，咳嗽3天，怕冷。

查：舌质红，苔薄白。

治疗："儿童轻抚无痛刺法"。

疗效：治疗1次后，上述症状减轻。继续"儿童轻抚无痛刺法"1次，临

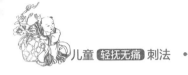

床治愈。

（仲圣师友 河南韩霞医生医案）

【案3】

患儿：李某。

性别：男。

年龄：3岁半。

初诊日期：2022年1月12日。

主诉：流鼻涕、咳嗽2日。

治疗："儿童轻抚无痛刺法"。

疗效：一共治疗4次，其间未服用任何药物，患儿痊愈。

（仲圣师友 河南杨新梅医生医案）

（六）鼻塞流涕案（3则）

【案1】

患儿：王某。

性别：男。

年龄：3周岁。

病史：鼻塞、流清涕、食欲不好2天。

查体：体温37.8℃，咽部稍有充血。

治疗："儿童轻抚无痛刺法"。

疗效：患儿母亲反馈说当晚小孩饮食正常，鼻塞、流涕症状消失，没有再发热。

（仲圣师友 云南易荣医生医案）

【案2】

患儿：韩某。

性别：女。

年龄：4个月。

初诊日期：2020年4月10日。

主诉：近5天来一直流清水鼻涕，未治疗。

查：舌淡红、苔薄白。

诊断：风寒感冒。

治疗："儿童轻抚无痛刺法"。

疗效：治疗1次后，患儿痊愈。家长一直说这"针"真是太神奇了，这针法真是值得发扬光大。

（仲圣师友　河南李利华医生医案）

【案3】

患儿：刘某。

性别：男。

年龄：新生儿，刚出生10小时。

初诊日期：2021年7月8日。

现病史：此患儿系本人高中同学之子（同学夫妇二人都是临床医生）。孩子盛夏出生，因医院空调较凉，出生不到10小时即感冒打喷嚏流鼻涕，鼻塞严重，孩子不停抓自己的鼻子。

治疗：给予"儿童轻抚无痛刺法"1次。

疗效：10分钟后诸症皆消。

（仲圣平台　刘长青导师医案）

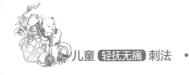

（七）咳嗽纳差案（3则）

【案1】

患儿：李某。

性别：男。

年龄：6岁。

初诊日期：2019年8月26日。

主诉：咳嗽半月余。

现病史：咳嗽，伴腹胀，饮食减少，大便2～3天1次，输液、吃药半月均无效。

诊断：寒湿困脾，导致肺气阻滞。

治疗："儿童轻抚无痛刺法"。

疗效：第二天来述咳嗽已减半，早上拉大便又臭又多，继续"儿童轻抚无痛刺法"，3次而愈。

（仲圣师友　河南雷子江医生医案）

【案2】

患儿：朱某。

性别：男。

年龄：5岁。

初诊日期：2019年11月20日。

主诉：咳嗽6月余。

现病史：间断咳嗽6个月，有痰，食欲不振，消瘦，不爱学习，经常爱感冒，大便干燥，易出汗。曾花一万多元治疗半年未好。

查：手心出汗，舌苔薄白，右脉浮弦，左脉略沉。

治疗："儿童轻抚无痛刺法"10次。

疗效：咳嗽好了，爱吃饭了，身上长肉了，现在已经过去 4 个月，孩子再没感冒过，家人很高兴。

（仲圣师友　辽宁姜玉梅医生医案）

【案 3】

患儿：肖某。

性别：男。

年龄：1 岁 7 个月 10 天。

初诊日期：2021 年 2 月 19 日。

主诉：反复感冒，纳差，大便不成形，面黄，头发枯黄。

治疗："儿童轻抚无痛刺法"。

疗效：前后共治疗 20 多天。之后患儿至今未再感冒过，面部皮肤嫩白红润，头发变黑变粗，大便成形，饮食量增加，体重增加 2 斤。语言表达清晰，词汇量明显增多，俨然成了一个"小话痨"，整个人都活跃起来了。

（仲圣师友　四川曾林医生医案）

二、小儿呼吸系统疾病案（9 则）

（一）双肺干湿啰音案（1 则）

患儿：王某。

性别：男。

年龄：24 个月。

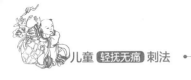

初诊日期：2020年10月。

症状：咳嗽20天左右。

现病史：20天前开始出现咳嗽，近4天出现双肺干湿啰音，患儿来诊时体温38℃，咽中有痰，后背汗出，大便一天3～4次，精神状态差，趴在妈妈怀里。在他处直肠给药3天，效差。

治疗："儿童轻抚无痛刺法"。

疗效：针完1～2分钟后，孩子状态就好多了。孩子第二天来，体温正常，不再发热，精神状态好，大便正常，轻微咳嗽，又针了1次，进行巩固。

家长反馈说，第二天治疗后孩子就不咳嗽了，病也好了。

感悟：之前用中药贴敷治疗肺炎、腹泻，治愈一般需要7～10天，最快也需要5天。这次没想到这么快就治愈了，太神奇了，感叹"儿童轻抚无痛刺法"的神奇，感恩刘师兄。

（仲圣师友　辽宁马春梅医生医案）

（二）咳喘案（2则）

【案1】

患儿：李某。

性别：男。

年龄：3个月。

初诊日期：2019年12月18日。

主诉：患儿奶奶代诉，患儿咳嗽、气喘2个月。

现病史：患儿2个月前因洗澡后着凉，半夜突发咳嗽、气喘伴低烧。当夜就诊于某市妇幼医院，拍片提示急性支气管炎肺炎。血常规显示白细胞偏高。在医院行输液、雾化治疗，7天后症状缓解出院。3天后又复发，又到医院输液4天，疗效不佳。后经人介绍来本卫生所就诊。

治疗："儿童轻抚无痛刺法"。

疗效：奶奶非常高兴地反馈，当天晚上患儿咳嗽气喘减半。继续"儿童轻抚无痛刺法"，共10次，患儿痊愈。

（仲圣师友　福建陈阿亮医生医案）

【案2】

患儿：马某。

性别：男。

年龄：3岁半。

初诊日期：2022年5月17日。

主诉：孩子发热伴咳嗽、喘1日。

治疗："儿童轻抚无痛刺法"，液门透中渚留针半小时。

疗效：半个小时左右，患儿就退烧了，咳喘亦显著好转。

孩子妈妈反馈说，以往孩子出现这种情况时，必须要输液治疗。从出生到现在，孩子几乎每个月都要去输液10天，每次要花1万多元。而且，孩子因为总是感冒发烧，心脏也出了问题，做过心脏手术，自从手术后孩子的体质更差了。

自打接受"儿童轻抚无痛刺法"调理后，孩子就再也没有输过液，体质也明显好转。而且这次发烧仅仅治疗了1次，孩子的烧很快就退了，咳喘也显著好转。

感悟：今年4月份我开始跟随刘长青导师学习元气针灸，回来后就在临床上立即使用了，尤其是"儿童轻抚无痛刺法"，在很早之前我就关注了。

这个孩子咳喘非常严重，而且已经好几年了，应该是孩子在还不会走路的时候就开始咳喘了，他还做过心脏手术，据说是因为感冒发烧引发的心脏问题。孩子家和我住在一个小区，我早就知道这个孩子咳喘，但是他家长之前没有带孩子找我，后来经别人介绍，他们来找我就诊。

第一次来的时候，孩子在没有感冒的状态下，就能听到他的喉咙里发出

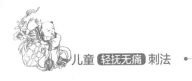

明显的"呼噜呼噜"喘气声。因为我之前也听过刘长青导师讲授的"儿童轻抚无痛刺法"的公益课，也在临床上使用一段时间了，发现对自闭症的孩子效果特别好，但我没有用这套针法治疗过小儿发烧，尤其是这个孩子咳喘得特别厉害，而且是平素咳喘体质，几乎每个月都要输液10天，所以当时我抱着试试看的心态，为患儿治疗了1次，没想到效果这么好。

治疗半个小时左右患儿就退烧了，一夜安然入睡，没有再发烧，直到今天上午再见到孩子，一切都安好。咳喘声显著好转，以前老远就能听到，今天我把耳朵贴在孩子的胸前也几乎没有听到，真的太好了。孩子爸爸、妈妈不停地说："太神了，太神了！"

我自己也十分关注这个孩子，因为他是一个只要受凉必然感冒咳嗽哮喘，要住院输液治疗的孩子。自打我学习了"儿童轻抚无痛刺法"，这个孩子就隔三岔五地来做微刺，大概来了几个月了，这期间孩子的体质已经显著改善。尤其是这次发烧，孩子妈妈说，这在以往是必须要输液的，没想到这次仅仅做了一次微针，效果就这么好。

"儿童轻抚无痛刺法"，真的好！感恩尊敬的刘长青导师把这么好的技术教给我们！

（仲圣师友　江苏张美学医生医案）

（三）支气管哮喘、肺炎案（2则）

【案1】

患儿：魏某。

性别：女。

年龄：7岁。

初诊日期：2019年10月28日。

主诉：咳嗽、哮喘3年。

现病史：患儿间断咳嗽、哮喘，一直应用气雾剂和口服支气管扩张剂。此次系感冒后加重5天，大便2～3日一行、便干，食欲不振。

河北省某医院诊断为过敏性支气管炎哮喘。

查：舌苔白厚。

诊断：肺脾肾气不足，内有积滞，又感外邪。

治疗："儿童轻抚无痛刺法"结合桂枝加厚朴杏仁汤2剂。

疗效：治疗1次，患儿咳嗽已好，哮喘明显减轻，大便一天1次。

让患儿停用气雾剂和支气管扩张剂，继续"儿童轻抚无痛刺法"结合桂枝加厚朴杏仁汤7剂。

一共服药14剂，哮喘未再发作。停服中药，后一直应用"儿童轻抚无痛刺法"，每天1次，7天一疗程，间隔几天，一共调理8个疗程，哮喘至今未再发作。

（仲圣师友　河北张志华医生医案）

【案2】

患儿：段某。

性别：男。

年龄：5岁。

初诊日期：2020年1月16日。

主诉：咳嗽、发热20余天。

现病史：受凉后出现咳嗽、发热，西医诊断为支气管肺炎，已在其他诊所输液治疗15天，疗效欠佳，经他人介绍来我处治疗。

治疗：与患儿家长沟通后，用轻柔无痛的"儿童轻抚无痛刺法"治疗，治疗时患儿还笑嘻嘻的。

疗效：第二天患儿发热已止，咳嗽大减。治疗4次，患儿痊愈。为巩固疗效，帮助患儿调理体质，为患儿连续应用"儿童轻抚无痛刺法"15天。患儿家长对治疗效果非常满意。

（仲圣师友　河南单团结医生医案）

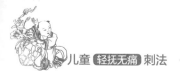

（四）急性扁桃腺炎案（1则）

患儿：李某。

性别：女。

年龄：2岁半。

初诊日期：2019年7月10日。

主诉：发热1天半，体温38.5℃。

诊断：急性扁桃体炎。

治疗："儿童轻抚无痛刺法"加液门留针。

疗效：家长电话告知，回家1个小时后，患儿烧退了。第二天继续"儿童轻抚无痛刺法"，炎症退去。

日后追踪疗效，患儿家长反馈，自此患儿扁桃体不总是发炎了。

（仲圣师友　陕西董春林医生医案）

（五）小儿肺炎案（3则）

【案1】

患儿：李某。

性别：男。

年龄：2个月。

初诊日期：2021年1月。

主诉：咳嗽、气喘2天。

现病史：患儿家长代述，小儿咳喘2天，夜不能寐，经当地县人民医院诊断为小儿肺炎，建议住院治疗，由于半岁以内住院须住NICU，家长担心，不愿住院，遂门诊输液1天，效差。当天晚上9点来诊。

听诊：双肺可闻及湿啰音。

治疗："儿童轻抚无痛刺法"（着重点了天突、膻中、肺俞等穴）。

疗效：次日晨起来诊，反馈昨天晚上眠可，喘减轻。

共治疗 3 天，患儿咳喘消，精神好。患儿家长特别感谢，感觉很神奇，就那么轻轻点几下，孩子就免了住院之苦，连吃药也省了，表示万分感谢。

（仲圣师友 许昌赵娟医生医案）

【案2】

患儿：王某。

性别：男。

年龄：8 个月。

初诊日期：2020 年 6 月 3 日。

现病史：患儿因"急性支气管肺炎"，喘息严重。县医院让其住院治疗，后经电话咨询，家长带孩子来我处治疗。

治疗："儿童轻抚无痛刺法"，其间未使用任何药物。

疗效：治疗 1 次，患儿好转 60%；针 3 次，治愈。

感悟：这是本人应用"儿童轻抚无痛刺法"治疗的第 2 例患儿，也使我更加坚信了"儿童轻抚无痛刺法"的神奇力量。

（仲圣师友 河南张玉强医生医案）

【案3】

患儿：李某。

性别：男。

年龄：1 岁 4 个月。

初诊日期：2018 年 12 月 20 日。

现病史：患儿因"小儿毛细支气管肺炎"住院输液，治疗 1 周疗效不佳（以往每个月都因此病住院治疗 10 ~ 15 天），几乎每个月都要住院治疗。

治疗："儿童轻抚无痛刺法"。

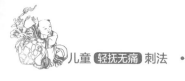

疗效：治疗1次，第二天患儿家长诉患儿喘憋减轻很多。连续治疗7次，痊愈。继续巩固治疗1周，小儿原有的左侧鞘膜积液（约如鸡子黄大小）完全消失。至今未复发。

（仲圣师友　山东陈光臣医生医案）

三、新生儿黄疸及黄疸术后后遗症案（11则）

【案1】

患儿：逄某。

性别：女。

年龄：30天。

初诊日期：2019年4月25日。

现病史：新生儿黄疸，胆红素指数19点多，口服药效果不佳，指标仍高，准备去照蓝光，经别人介绍来我处治疗。

治疗："儿童轻抚无痛刺法"。

疗效：治疗第3天时，患儿大便一天3～4次，大便颜色很黄，胆红素指数降到16点多，继续"儿童轻抚无痛刺法"，眼看孩子的皮肤颜色一天比一天好转，共治疗12天，复查指标恢复正常。

感悟："儿童轻抚无痛刺法"是一种安全高效，轻柔到孩子能呼呼睡的充满仁爱的神奇针法，它是千千万万孩子健康的福音！

（仲圣师友　山东青岛任亮医生医案）

【案2】

患儿：刘某。

性别：男。

年龄：37 天。

现病史：黄疸指数为 9.5，因黄疸值偏高，导致宝宝也不能打预防针。

治疗："儿童轻抚无痛刺法"。

疗效：治疗 7 天，宝宝黄疸指数由 9.5 下降为 7，得以顺利去打预防针。之后，继续治疗 2 次，现宝宝身体状态一切健康。

（仲圣师友　辽宁齐春雁医生医案）

【案 3】

患儿：李某。

性别：男。

年龄：4 个月。

初诊日期：2020 年 1 月。

主诉：黄疸伴反复高热 3 个月。

现病史：孩子出生 1 个月后，因胆汁淤积导致黄疸，后经当地医院诊断后紧急手术切除了胆囊，并做了肠与肝之间的吻合术。术后孩子反复高热，输液后出现耐药综合征，大便白色，奶粉喂养，食量小，辗转到天津、北京等地住院治疗，医生建议肝移植。

治疗："儿童轻抚无痛刺法"配照海、太冲、足临泣。

疗效：自治疗开始，患儿每天发热的时间缩短，且能自行退热，精神转好，吃奶量增多。

继续治疗，大约十几天时，患儿白色大便开始变成黄绿色，发热情况逐渐减少，状态比较稳定，偶有高热时，扎一针液门透中渚，随后即可退热。考虑要过年，后把针法教给患儿父母，嘱其继续治疗。之后，患儿家长反馈患儿大便恢复正常色黄，食欲佳。

（仲圣师友　河北薛娜医生医案）

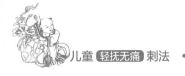

【案4】

患儿：李某。

性别：男。

年龄：新生儿（3天）。

初诊日期：2020年4月5日。

现病史：孩子有轻微黄疸，身上起疹子，哭闹。

诊断：因产房热导致孩子伤热。

治疗："儿童轻抚无痛刺法"。

疗效：孩子身上疹子消除，黄色褪去很多。共针3次，症状消除。

（仲圣师友　吉林刁娜医生医案）

【案5】

患儿：陈某。

性别：男。

年龄：31天。

初诊日期：2021年5月21日。

现病史：患儿因黄疸、腹胀，哭闹不止，纳差20多天，痰多气促3天，曾在多处治疗，食益生菌，用开塞露等，症状无缓解。遂来我处就诊。

治疗："儿童轻抚无痛刺法"。

疗效：微刺当晚，患儿排出大量黑绿色大便，哭闹减少。继续"儿童轻抚无痛刺法"治疗，其间未让患儿服用任何药物。治疗至第5天，患儿保持每天排便，所有的症状明显改善。

（附患儿治疗前中后照片对比，参见文后彩图1～3。）

（仲圣师友　广东韩名梅医生医案）

【案6】

患儿：李某。

性别：男。

年龄：38 天。

初诊日期：2021 年 2 月。

诊断：黄疸。

治疗："儿童轻抚无痛刺法"。

疗效：治疗 3 次，患儿痊愈。

患儿一家人非常开心，说：针灸真是好，这种针法，孩子不哭也不闹，就治好病了，真好！今后这孩子的"医疗行程"就交给你了。听到患儿家属的感叹，我内心非常欣慰。

（仲圣师友　河南杨新梅医生医案）

【案 7】

患儿：张某。

性别：男。

年龄：新生儿（24 天）。

初诊日期：2022 年 10 月。

现病史：黄疸合并湿疹，哭闹不安。在医院照蓝光 1 周后，黄疸指数还有16。

治疗："儿童轻抚无痛刺法"。

疗效：治疗 1 次，次日患儿湿疹消失，可安然入睡，面部黄色也比之前好转，感谢天道针法。

（附患儿治疗前后照片对比，参见文后彩图 4、彩图 5。）

（仲圣师友　河南杨新梅医生医案）

【案 8】

患儿：董某。

性别：男。

年龄：1 个月。

初诊日期：2021 年 3 月 6 日。

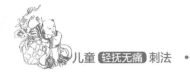
主诉：患儿满月去社区注射疫苗，因黄疸值 16.8，不予注射。孩子奶奶找我求诊。

治疗："儿童轻抚无痛刺法" 1 次，并教会孩子奶奶，回家给孩子做。

疗效：回家用牙签给孩子点刺 4 天，后再去社区测量，孩子黄疸值降至 10.4。

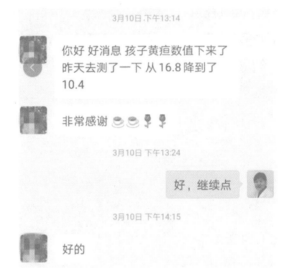

（仲圣师友　山东房新华医生医案）

【案9】

患儿：徐某（医生自家孩子）。

年龄：新生儿。

性别：女。

主诉：出生 2 天，测黄疸值 17.8。医院建议蓝光治疗，被家属拒绝。

治疗：接孩子回家，予"儿童轻抚无痛刺法"。

疗效：第一天黄疸值降到 12，第二天黄疸值为 10，第三天黄疸值为 8，第四天孩子恢复正常。

自孩子出生，大约每 2 日做"儿童轻抚无痛刺法" 1 次，孩子现在发育很好，身体安康。

（仲圣师友　甘肃徐浩梧医生医案）

【案 10】

患儿：陆某。

性别：男。

年龄：46 天。

初诊日期：2021 年 10 月 6 日。

现病史：腹胀，便秘，脐疝，黄疸，在多处治疗无效。

治疗："儿童轻抚无痛刺法"。

疗效：5 次痊愈。

（附患儿治疗前后照片对比，参见文后彩图 6、彩图 7。）

（仲圣师友　广东韩名梅医生医案）

【案 11】

患儿：贺某。

性别：男。

年龄：新生儿。

现病史：患新生儿黄疸，头面黑黄，每天在新生儿科"照蓝光"，10 余天不见好转。

治疗：与患儿爷爷闲聊时提到此事，建议试试"儿童轻抚无痛刺法"。

疗效：治疗 1 次后黄疸大减，3 次后去医院检测黄疸指数恢复正常。患儿爷爷要求再巩固 2 次。共治疗 5 次。

（仲圣平台　刘长青导师医案）

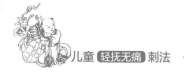

四、小儿纳差、积食腹痛、厌食症、呕吐腹泻案（33 则）

【案 1】

患儿：陈某。

性别：男。

年龄：7 个月。

初诊日期：2019 年 8 月 27 日。

主诉：食欲不振，每次奶粉只能喝 60 ～ 70mL，体重 4.6kg，体重偏轻，大便 2 ～ 3 日一行，少气懒言。全身大肉尽脱，瘫软无力。

诊断：脾肺气虚。

治疗思路：培元固本，健脾助运。

治疗："儿童轻抚无痛刺法"。

疗效：连续治疗 10 天后，患儿食欲变好，精神状态转好，大便每日一行，夜眠安，体重增至 5.2kg。

连续治疗 1 个月后，患儿食欲大增，每次喝奶粉 210mL，体重增至 7.3kg，能安坐，手脚有力，全身肌肉增加。大小便正常，精神状态很好。继续巩固治疗 3 个月。

（仲圣师友　湖北梁少均医生医案）

【案 2】

患儿：哈某。

性别：男。

年龄：1 岁半。

初诊日期：2019 年 3 月 28 日。

主诉：纳差 1 周。

现病史：近 1 周来患儿不想进食，大便稀，一日 3 次。

查：舌苔花剥。

诊断：脾胃气虚，运化失司。

治疗思路：补气健脾，温中和胃。

治疗："儿童轻抚无痛刺法"。

疗效：患儿家长反馈，孩子当晚即能喝热粥一小碗。

复诊：大便基本成形，花剥苔明显好转。

治疗：继续"儿童轻抚无痛刺法"。

疗效：共治疗 5 次，孩子吃饭香甜，大便黄软，舌苔薄白无异常。

（仲圣师友　河北金春艳医生医案）

【案 3】

患儿：王某。

性别：男。

年龄：8 个月。

初诊日期：2019 年 10 月。

现病史：患儿体形偏瘦，纳少。

治疗："儿童轻抚无痛刺法"。

疗效：治疗 1 次，家属诉患儿食欲增强，继续巩固治疗，每周 2 次，共治疗 5 次，患儿食欲佳，大便调。

（仲圣师友　天津邝玲玲医生医案）

【案 4】

患儿：张某。

性别：男。

年龄：3 岁。

初诊时间：2019 年 7 月。

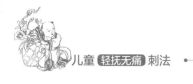

主诉：呕吐半日。

现病史：家长代诉中午饭后，患儿开始出现呕吐，特别是进食或是喝水后，症状加剧。患儿精神可，自诉肚子疼。

治疗："儿童轻抚无痛刺法"。

疗效：1 次痊愈。

（仲圣师友　天津邝玲玲医生医案）

【案 5】

患儿：李某。

性别：男。

年龄：8 岁。

初诊日期：2019 年 12 月 12 日。

主诉：挑食、厌食 2 年余。

现病史：母亲代诉，小儿挑食，饭量小，爱吃零食，已有 2 年余。

诊断：厌食症。

治疗思路：健脾养胃。

治疗："儿童轻抚无痛刺法"。

疗效：治疗时，轻柔无痛，患儿很开心接受治疗。隔日治疗 1 次，后追踪疗效，母亲代诉，小儿食欲大增，再也不挑食了。

（仲圣师友　河北韩景珍医生医案）

【案 6】

患儿：王某。

性别：女。

年龄：8 个月。

初诊日期：2020 年 4 月 15 日。

主诉：厌食 2 个月。

现病史：孩子偏瘦（体重 6.2kg），身高 62cm，不爱吃奶，辅食也吃不了几口，晚上睡觉不安稳，总哭闹，流口水，大便干燥，两三天排 1 次。

既往心脏二尖瓣、三尖瓣关闭不全，手心热。

诊断：脾胃虚弱，胃肠积滞。

治疗思路：消食导滞。

治疗："儿童轻抚无痛刺法"。

疗效：因母亲烫伤故无法前来复诊，微信反馈：治疗一次孩子就爱吃饭了，三天孩子胖了 2 斤。孩子排便正常，晚上睡觉也不哭闹，也不流口水了。家长非常满意，想继续接受此种治疗方法，等母亲好了继续调理。

（仲圣师友 吉林刁娜医生医案）

【案 7】

患儿：阳某。

性别：女。

年龄：3 岁 8 个月。

初诊日期：2020 年 4 月 12 日。

主诉：不欲饮食 2 天。

现病史：患儿晨起口臭，纳差，睡不踏实，二便正常。

诊断：积滞。

治疗思路：小儿素体脾阳不足，运化力弱，乳食易停滞不消化，形成积滞。故治宜健脾消积导滞。

治疗："儿童轻抚无痛刺法"加艾灸神阙。

疗效：口臭消失，食欲好转。继续巩固 1 次，患儿食欲佳，睡觉也比之前踏实。

（仲圣师友 浙江徐灵敏医生医案）

【案 8】

患儿：凌某。

性别：男。

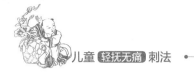
年龄：5 岁。

初诊日期：2020 年 3 月 30 日。

现病史：其奶奶代诉，孩子纳差，便秘，入睡梦语，经常缠人，爱睡地上，容易发脾气。

查：舌淡红，苔薄白。

治疗：

① 针灸："儿童轻抚无痛刺法"加照海、太冲。

② 中药：补脾七号 1 剂。

疗效：3 月 31 日，老人家又带其外孙过来调理纳差、便秘问题，问及其孙子情况如何，反馈孩子便秘好转，大便成形，续方 1 剂。

（仲圣师友　广东廖燕医生医案）

【案 9】

患儿：王某。

性别：女。

年龄：2 岁 3 个月。

初诊日期：2019 年 12 月 9 日。

主诉：腹痛、腹泻 1 天。

现病史：患儿平素体虚，脾胃功能较差，此次食冷饮后出现腹痛，脐周为主，温敷可缓解，继而出现腹泻，蛋花样便，未见黏液脓血，泻后痛略减，日行 7 次，呕吐胃内容物 2 次，精神及食纳差，小便少。

查体：体温 37.5℃，轻度脱水貌，口唇干红，咽部略充血，腹胀明显，肠鸣音活跃。

诊断：西医——小儿腹泻；中医——寒湿泄泻。

治疗思路：温中散寒，健脾止泻。

治疗："儿童轻抚无痛刺法"加五苓散敷脐。

复诊：次日来诊，患儿腹痛明显缓解，大便呈黄色稀糊状，日行 2 次，无呕吐，无发热，精神明显好转，自己要求吃粥一碗，继予"儿童轻抚无痛刺法"治疗 1 次后痊愈。

（仲圣师友　内蒙古董彩凤医生医案）

【案 10】

患儿：刘某。

性别：男。

年龄：2 岁。

初诊日期：2021 年 6 月 8 日。

现病史：腹泻，纳差，只喝奶不吃饭，敷药数日疗效不佳，经朋友介绍遂来找我做小儿推拿。

治疗：自我学习了刘长青导师的"儿童轻抚无痛刺法"后，大大缩短了小儿推拿的时间，名为儿推（1 ～ 2 分钟），实则微刺。

疗效：第二天患儿解成条"香蕉便"，妈妈很高兴。后期随访，家长反馈孩子饭量增加，且不偏食。

（仲圣师友　陕西刘秦香医生医案）

【案 11】

患儿：胡某。

性别：女。

年龄：2 岁。

初诊日期：2021 年 8 月 9 日。

现病史：发热、腹泻、纳差数日，精神差，嗜睡。

治疗："儿童轻抚无痛刺法"。大椎、肺俞点刺，少商、商阳刺血。

疗效：下午患儿大便量增多，热退，晚上睡眠好。第二天精神、体温、大便皆正常，且玩得很开心！

（仲圣师友　陕西刘秦香医生医案）

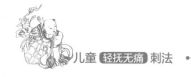

【案 12】

患儿：李某。

性别：女。

年龄：50 天。

初诊日期：2020 年 8 月 14 日。

主诉：腹胀、腹泻 2 日。

现病史：腹泻，饮食完谷不化，腹胀，吐奶。

治疗："儿童轻抚无痛刺法"加太白穴。

疗效：共针 5 次，患儿诸症皆消！现在可正常排便，无吐奶，腹胀消失，腹部变软。

（仲圣师友　河北董燕超医生医案）

【案 13】

患儿：冷某。

性别：男。

年龄：1 岁。

初诊日期：2020 年 10 月 19 日下午 6 点左右。

主诉：呕吐伴腹泻 3 天。

现病史：3 天前患儿出现呕吐伴腹泻，在当地县医院就诊，服药 3 天无效。后家长又在县医院拿了药，因听人介绍，遂带患儿来我处就诊。

治疗：与患儿家长沟通用"儿童轻抚无痛刺法"为孩子治疗，患儿家长初持怀疑态度。在我与她沟通了这套疗法的治疗原理及好处后，患儿家长抱着试一试的态度，同意接受治疗。

为患儿做了 1 次"儿童轻抚无痛刺法"，配经方五苓散 1 剂。

疗效：第二天早上，患儿大便恢复正常。家长特意致电感谢，说这个针法太神奇了，以后孩子患病就用这个办法，不打针，也不痛，还没有副作用，多好啊！

（仲圣师友　重庆甘地医生医案）

【案 14】

患儿：李某。

性别：女。

年龄：9 个月。

初诊日期：2020 年 6 月 14 日。

主诉：腹泻 6 个月。

现病史：腹泻，每日 5 次以上，在多家医院治疗无效。查患儿皮肤干燥，严重营养不良。

治疗："儿童轻抚无痛刺法"。

疗效：治疗了 5 天，患儿大便每日 1 次。用"儿童轻抚无痛刺法"间断调理了半年，患儿皮肤恢复正常，胖了 6 斤。

（仲圣师友　河南张玉强医生医案）

【案 15】

患儿：张某。

性别：男。

年龄：1 岁 2 个月。

初诊日期：2020 年 10 月 6 日。

主诉：厌食伴腹泻半个月。

现病史：近半个月来患儿无明显诱因出现不爱吃饭，腹泻，身体消瘦，内服西药和外贴膏药几乎无效。

治疗："儿童轻抚无痛刺法"。

疗效：治疗 1 次后，患儿症状明显减轻。治疗 3 次，患儿腹泻痊愈，继续治疗 10 次后，患儿吃饭好了，孩子妈妈说孩子长个儿了，衣服也变小了，而且不容易感冒了。

而且孩子非常喜欢扎针，每次到我这里来都主动要求扎针，扎完针再让我抱一会儿。感恩、感谢刘师兄的大爱针法！

（仲圣师友　山东陈光臣医生医案）

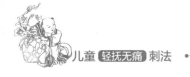

【案 16】

患儿：周某。

性别：女。

年龄：4 岁。

初诊日期：2020 年 7 月 6 日。

现病史：食欲不好，平素食米饭蔬菜量少，偶尔吃零食，手脚不冰，汗可，大小便可，口中和，寐可。

查：舌淡红、苔薄白，脉略滑。

治疗："儿童轻抚无痛刺法"。

疗效：每日 1 次，治疗 5 次后，患儿胃口较前明显好转。

（仲圣师友　贵州田仁凯医生医案）

【案 17】

患儿：陈某。

性别：女。

年龄：9 个月。

初诊日期：2021 年 5 月 7 日。

主诉：发热 2 日。

现病史：2 天前患儿出现低热，昨日下午体温升高至 39℃，偶伴身体抽搐，在医院检查后，予以百蕊颗粒、头孢类、退烧药服用，药后汗出热退。

刻诊：腹胀，干呕，精神不佳，4 天未解大便，纳呆，食辅食不佳，小便可，寐浅。

查：舌淡红、苔薄白，脉略弦滑。

治疗："儿童轻抚无痛刺法"，配以排气操加辅食。

疗效：次日复诊，患儿家属反馈，经昨天治疗后，患儿解出酸臭大便，今日诸症减轻很多。

患儿精神略差，大便色黄，带泡沫，酸臭味，间断性哼唧。纳尚可，小便可，寐浅不佳。继续前法治疗，后愈。

（仲圣师友 贵州田仁凯医生医案）

【案18】

患儿：王某。

性别：男。

年龄：1岁1个月。

初诊日期：2021年9月24日。

主诉：腹泻20天。

现病史：患儿近20天来出现腹泻，一日3～4次，昨日大便色黄，有奶瓣，夜卧不安，哭闹。

刻诊：纳可，小便可，饮水一般，卧不安，精神可。

查：指纹风关略红，舌淡红，苔薄白。

治疗："儿童轻抚无痛刺法"，配以贴肚脐，中药内服。

疗效：次日复诊，患儿腹泻情况明显好转，解大便一次，色黄，有奶瓣，夜卧不安，哭闹。纳可，小便可，精神可。继续前法治疗。

（仲圣师友 贵州田仁凯医生医案）

【案19】

患儿：曹某。

性别：女。

年龄：8个月。

初诊日期：2021年7月17日下午。

主诉：腹泻伴呕吐2年。

现病史：家长代诉，患儿只要一吃饭就会拉肚子，一直是纯奶粉喂养，有时喝奶粉也会拉肚子。有时一天拉6～7次，偶尔伴随呕吐。经人介绍来诊。

治疗："儿童轻抚无痛刺法"1次。

疗效：7月18日上午9点左右，患儿来复诊。询问患儿家长：孩子大便现

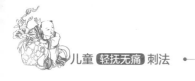

状如何？家长回复：从微刺后到现在，孩子未解大便。继续前法治疗1次。

7月19日上午复诊，家长直接说：宝宝昨天晚上吃一个鸡蛋和一个鸡肝，未出现腹泻，至今天早上解大便都非常正常。

共计做了3次"儿童轻抚无痛刺法"，患儿痊愈。家长非常惊喜地说：针灸真的太神奇了！

（仲圣师友　河南单团结医生医案）

【案20】

患儿：黄某。

性别：女。

年龄：1岁8个月。

主诉：便秘2天。

现病史：因晚上家长喂饭的时候，患儿胃口大开，家长未注意，孩子吃得过撑，大便两天未解。家长非常着急，抱孩子来我处就诊。

诊断：积食便秘。

治疗："儿童轻抚无痛刺法"。

疗效：针完5分钟后，患儿马上解了大量大便，感觉舒服多了，患儿家长很高兴。

（仲圣师友　广州黄元德医生医案）

【案21】

患儿：薛某。

性别：男。

年龄：1岁2个月。

初诊日期：2020年3月15日。

症状：半夜哭闹不止半日。

现病史：家属诉患儿晚上吃多了，现腹胀明显，伴腹痛，无腹泻。

治疗："儿童轻抚无痛刺法"。

疗效：做完十多分钟后，孩子喝了点开水开始玩了，对着我笑了。家长诉患儿晚上睡觉很安稳，第二天也没闹，肚子也不胀了。

（仲圣师友　河南陈晓艳医生医案）

【案 22】

患儿：王某。

性别：女。

年龄：3 岁。

初诊日期：2021 年 3 月。

主诉：发热 4 日。

现病史：患儿 4 天前因进食多，后着凉遂出现发热症状。查白细胞及 C-反应蛋白稍高，当地卫生院给予输液治疗，效差。后经人介绍来我门诊。来时体温 39.2℃。

查体：呼吸音清，咽不红，腹胀，苔厚腻。

诊断：积食发热。

治疗："儿童轻抚无痛刺法"加四缝穴刺血。

疗效：半个小时后患儿热退，体温正常。后追踪，未有反复。

（仲圣师友　许昌赵娟医生医案）

【案 23】

患儿：张某。

性别：男。

年龄：4 个月。

初诊日期：2019 年 10 月。

现病史：腹泻 10 余日。大便稀，绿色，便常规提示偶有脓球。

治疗："儿童轻抚无痛刺法"隔日 1 次，共治疗 2 次。

疗效：未口服药物而治愈。

（仲圣师友　山西王军医生医案）

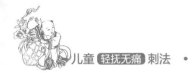

【案 24】

患儿：刘某。

性别：女。

年龄：6 个月。

初诊日期：2018 年 5 月。

现病史：患儿因腹泻 6 天，1 天 6～7 次，在当地输液 3 天无效，今伴呕吐来我处就诊。

治疗："儿童轻抚无痛刺法" 1 次。

疗效：第二天家长来了很高兴，说：龙医生的针真神奇，孩子基本已无症状。又点了一遍，以巩固治疗。随访已痊愈。

（仲圣师友　湖南龙立夫医生医案）

【案 25】

患儿：张某。

性别：女。

年龄：1 个月。

初诊日期：2019 年 7 月。

主诉：腹泻 3 天。

治疗："儿童轻抚无痛刺法"。

疗效：1 次而愈。

（仲圣师友　青海曹忠华医生医案）

【案 26】

患儿：张某。

性别：男。

年龄：9 个月。

初诊日期：2018 年 8 月。

主诉：腹泻 1 日。

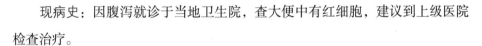

现病史：因腹泻就诊于当地卫生院，查大便中有红细胞，建议到上级医院检查治疗。

治疗："儿童轻抚无痛刺法"。

疗效：治疗 1 次后腹泻止，继续巩固治疗 2 次。

（仲圣师友 山东张友喜医生医案）

【案 27】

患儿：杨某。

性别：男。

年龄：1 岁。

初诊日期：2020 年 4 月 15 日。

主诉：腹泻 1 周。

现病史：1 周前无明显诱因出现腹泻，泻下完谷不化，蛋花水样便，无恶臭，日多达 10 多次。在家喂蒙脱石散等不见效。

诊断：小儿腹泻（脾胃虚弱）。

治疗思路：健脾和胃，温中固肠。

治疗："儿童轻抚无痛刺法"。

疗效：大便次数减少，仍然还有三四次。

继续"儿童轻抚无痛刺法"3 次，患儿大便正常如初。

（仲圣师友 湖南刘次鹏医生医案）

【案 28】

患儿：刘某。

性别：女。

年龄：3 个月。

初诊日期：2020 年 3 月 17 日。

主诉：腹泻 3 日。

现病史：患儿腹泻，1 天 6 次，偏稀，不哭闹，吃母乳正常。

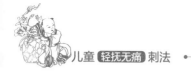

诊断：小儿腹泻（脾虚泄泻）。

治疗思路：健脾止泻。

治疗："儿童轻抚无痛刺法"，选取点刺足三里、中脘、下脘、天枢、气海，1天两次。

疗效：第二天，患儿母亲代诉，孩子昨天只拉了两次。

继续"儿童轻抚无痛刺法"1次，痊愈。

（仲圣师友　甘肃刘元文医生医案）

【案29】

患儿：王某。

性别：男。

年龄：4个月22天。

初诊日期：2020年3月27日。

主诉：腹泻3日。

现病史：患儿一天拉5～6次肚子，稍烦，纳乳正常，眠可，大便稀而不臭。

诊断：小儿腹泻（脾虚泄泻）。

治疗思路：健脾止泻。

治疗："儿童轻抚无痛刺法"选取点刺足三里、上脘、中脘、下脘、天枢、气海、肝俞、脾俞、胃俞、大肠俞，一天1次，连续两天。

疗效：患儿痊愈。

（仲圣师友　甘肃刘元文医生医案）

【案30】

患儿：陈某。

性别：女。

年龄：6个月。

初诊日期：2018年夏。

主诉：腹泻1周。

现病史：小女孩发育正常，纳差，不哭闹，触诊腹胀，大便色黄、稀，夹不消化奶块。

诊断：积滞。

治疗思路：着重补脾。

治疗："儿童轻抚无痛刺法"。

疗效：治疗1次，患儿大便就正常了，继续巩固1次。

感悟："儿童轻抚无痛刺法"临床疗效显著，无痛苦，值得我们学习并发扬光大。

（仲圣师友　河南王静医生医案）

【案31】

患儿：李某。

性别：女。

年龄：34天。

初诊日期：2020年2月16日。

主诉：腹泻3天。

现病史：患儿出生时体重6斤，现在8斤，平时母乳喂养，大便一天1～2次，近3天大便次数增多，1天7～8次，大便呈黄绿色，有奶瓣，孩子哭闹厉害，夜里睡觉易醒，体温微升，不到38℃。

医院开的药，家长喂不进去，患儿母亲想起孕检时听我说过"儿童轻抚无痛刺法"，就抱着孩子来诊。

查体：孩子体温不到38℃，精神一般，嘴唇丁，前囟平，腹胀，肛门红。

诊断：乳积。

治疗："儿童轻抚无痛刺法"，嘱患儿母亲清淡饮食。

疗效：第二天家长来诉，患儿昨晚睡觉好多了，没有长时间哭闹，大便次数减少了，继续巩固治疗1次，患儿痊愈。

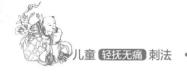

感悟：此患儿全程没怎么吃药，孩子一家都感觉很神奇："儿童轻抚无痛刺法"没有痛苦，不用灌药，也未做推拿按摩，就用几分钟点一点几个穴位，孩子点得痒痒笑，结果病就好了，太神奇了！

（仲圣师友　河南单芳医生医案）

【案 32】

患儿：彭某。

性别：男。

年龄：4 个月。

初诊日期：2018 年 4 月 30 日。

主诉：反复腹泻 20 余日。

现病史：近 20 多天患儿大便次数频，辗转县、省各医院检查为细菌性腹泻，建议住院输液治疗，服过多种止泻药无效。家长心疼孩子太小，不愿输液治疗，经朋友介绍来我处就诊。

治疗：当时我刚参加完刘长青师兄的元气针灸讲座，学习回来第二天，元气满满，很有信心地用"儿童轻抚无痛刺法"给孩子治疗。

疗效：第二天，孩子父母很高兴地带着孩子来了，说这针真神奇，没用一点药物，孩子的病就好了大半，真让人不敢相信。

继续针 1 次，患儿吃饭、睡觉、大便都正常了；继续巩固 1 次，之后追踪回访，患儿家长对疗效大为肯定。

感悟：正是因为有了这一次的神奇疗效，让我更加坚定跟随刘长青师兄，跟随仲圣平台，在元气针灸的道路上前行不止，为患儿用心扎好每一针。

（仲圣师友　云南许会萍医生医案）

【案 33】

患儿：贺某。

性别：男。

年龄：4 个月。

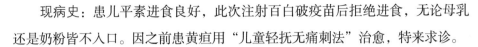

现病史：患儿平素进食良好，此次注射百白破疫苗后拒绝进食，无论母乳还是奶粉皆不入口。因之前患黄疸用"儿童轻抚无痛刺法"治愈，特来求诊。

治疗：针刺"儿童轻抚无痛刺法"1次。

疗效：饮食恢复如初。患儿奶奶强烈要求巩固数次。

（仲圣平台 刘长青导师医案）

五、小儿疳证案（2 则）

【案1】

患儿：裴某。

性别：女。

年龄：3 岁。

初诊日期：2019 年 3 月 11 日。

主诉：身体消瘦 2 年余。

现病史：近 2 年多来无明显诱因出现身体消瘦，伴四肢无力，不能坐，不能走路，食欲不振。曾就诊于北京儿童医院，诊断为 21 基因缺陷症。

诊断：疳证（先天胎禀不足，后天脾胃虚弱，运化无力导致四肢营养不良）。

治疗："儿童轻抚无痛刺法"每天 1 次，结合桂枝人参汤（原方原量）7 剂。

疗效：治疗 7 天后，患儿食欲好转，可以单独坐卧，继续"儿童轻抚无痛刺法"，结合桂枝人参汤 7 剂。

间断治疗 3 个月，患儿食欲正常，四肢有力，皮肤不再松弛，体重增加，可以站立了，家长非常满意！

（仲圣师友 河北张志华医生医案）

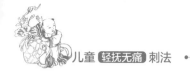

【案2】

患儿：李某。

性别：男。

年龄：1岁半。

初诊日期：2020年3月21日。

现病史：患儿出生至今，每日大便4～5次，便溏，吃冷食加重，面色萎黄，毛发稀少，易感冒，厌食。

诊断：疳证。

治疗思路：健脾消积。

治疗：双手四缝穴轻刺，挤压少量出血，每日用刘师兄讲的"儿童轻抚无痛刺法"1次。

疗效：治疗第5天，小儿喜食，大便每日2次，继续"儿童轻抚无痛刺法"10天，其间患儿脸色明显红润有光泽。

日后回访，患儿喜食，体重明显增加，头发开始变黑，家长非常满意。

（仲圣师友　湖南张志华医生医案）

六、小儿便秘案（9则）

【案1】

患儿：万某。

性别：女。

年龄：3岁半。

初诊日期：2019年6月10日。

主诉：自从上幼儿园，近半年来，大便好几天解 1 次，经常去做推拿，但效果均不明显。

治疗："儿童轻抚无痛刺法"。

疗效：治疗 1 次，患儿家长第二天来告知，当天回去患儿就解了大便。

前后共治疗 3 次，患儿大便逐渐恢复 1 天 1 次，而且非常顺畅。

患儿家长非常惊喜，说比之前做 20 次推拿的效果都好，之后还把一起做推拿的好多小朋友都推荐到我这里进行治疗。

（仲圣师友　山东青岛任亮医生医案）

【案 2】

患儿：曲某。

性别：男。

年龄：5 岁。

初诊日期：2020 年 7 月 2 日。

现病史：便秘，伴食欲不佳，腹胀，四肢无力。

家长述该患儿出生时严重脑缺氧，后来一直在市医院做针灸、推拿，孩子很痛苦，还花费 20 多万元。

治疗："儿童轻抚无痛刺法"，食指桡侧分三段点刺，加艾灸中脘、天枢、关元、身柱、肾俞、大肠俞。

疗效：患儿大便规律，肚子不胀，吃饭多了。原来面色、双手晦暗，现脸色好转，手背上的黑也在往手指方向褪去。家长述孩子现在有力气了，跑得快，小拳头捶背特别疼。

（仲圣师友　河南潘新娅医生医案）

【案 3】

患儿：苏某。

性别：男。

年龄：25 个月。

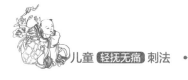

初诊日期：2020 年 3 月 28 日。

主诉：大便困难 20 多日。

现病史：粪便硬结，排出困难，5 ～ 7 天解大便 1 次。

查：舌苔黄厚，腹胀，面赤唇红。

诊断：积食性便秘。

治疗思路：清热通便，顺气行滞。

治疗："儿童轻抚无痛刺法"。

疗效：第二天上午解下大便呈条状。继续巩固治疗 1 次，隔两天又解了大便，情况好转，后又继续治疗 2 次，孩子两天解 1 次大便，接近正常。

（仲圣师友　山东华永林医生医案）

【案 4】

患儿：张某。

性别：女。

年龄：8 个月。

初诊日期：2020 年 3 月 9 日。

主诉：进食减少 3 日。

现病史：患儿近 3 日吃奶减少，大便干，4 ～ 5 天 1 次。

诊断：便秘。

治疗："儿童轻抚无痛刺法"。

疗效：患儿家长反馈，孩子回家后排出很多大便。继续"儿童轻抚无痛刺法" 1 次，患儿大便成型、不干，1 日 1 次。临床痊愈。

（仲圣师友　河南韩霞医生医案）

【案 5】

患儿：李某。

性别：女。

年龄：2 岁。

初诊日期：2023 年 4 月 23 日。

主诉：便秘、口臭 1 周。

治疗："儿童轻抚无痛刺法"。

疗效：做了 2 次，患儿即恢复正常大便，口臭也减轻了，后面又连续做了 3 次，痊愈。家长反馈，孩子吃饭也较之前好了。

（仲圣师友 河南王爱玲医生医案）

【案 6】

患儿：卫某。

性别：男。

年龄：3 岁。

初诊日期：2019 年 10 月 12 日。

现病史：大便干结，3 ～ 5 日一行，近一周未大便，家长着急，遂来就诊。

诊断：便秘。

治疗思路：因患儿长期大便干，吃了很多药，效不佳，经与家长沟通后，予"儿童轻抚无痛刺法"，重点刺了食指桡侧 3 遍。

疗效：家人反馈，当天晚上 10 点左右，患儿大便 1 次，且不干燥了。

继续"儿童轻抚无痛刺法"，隔日 1 次，共治疗 5 次，患儿大便恢复正常，随访至今，未再复发。

（仲圣师友 陕西董春林医生医案）

【案 7】

患儿：张某。

性别：女。

年龄：3 岁半。

初诊日期：2022 年 11 月 13 日。

主诉：低热 20 多天。

现病史：间断低热，服头孢克肟与退烧药，引发伪膜性肠炎，便血，每天

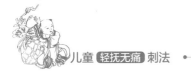

4～5 次。

治疗："儿童轻抚无痛刺法"。

疗效：治疗 1 次，患儿体温恢复正常，便血次数减少。针 3 次后，患儿身体基本已无不适。

随后每周做 2 次，大概做了 2 周左右，至今半年未见复发。家长反馈患儿体质也有所增强，之前是每月都要输液。

（仲圣师友 河南王爱玲医生医案）

【案 8】

患儿：王某。

性别：男。

年龄：新生儿（20 天）。

初诊日期：2020 年 7 月 5 日。

主诉：大便 5 日未行。

查体：患儿腹部胀大如鼓。

治疗：经和家长沟通，为患儿做"儿童轻抚无痛刺法"。

疗效：2 次痊愈。

（仲圣师友 河南罗冰医生医案）

【案 9】

患儿：李某。

性别：男。

年龄：新生儿（40 天）。

初诊日期：2021 年 10 月 19 日。

主诉：不大便 10 天。

现病史：患儿 10 天不解大便，母亲很着急，带孩子在医院做了各项检查，也未查出问题。

治疗："儿童轻抚无痛刺法"。

疗效：治疗 1 次后，患儿母亲反馈当晚患儿解了很多大便。现在隔天为患儿做 1 次"儿童轻抚无痛刺法"，小宝宝一直以来都很好，患儿母亲非常开心！

（仲圣师友　河南李燕医生医案）

七、小儿秋季腹泻案（5 则）

【案 1】

患儿：徐某。

性别：男。

年龄：8 个月。

初诊日期：2019 年 7 月 13 日。

主诉：腹泻 4 天。

现病史：4 天前无明显诱因出现腹泻，蛋花样便一天 5 ～ 8 次，打 3 天吊瓶无效，来我处就诊。

诊断：秋季腹泻。

治疗："儿童轻抚无痛刺法"，另开五苓散汤 1 剂。

疗效：第二天下午，患儿家长抱着孩子复诊，诉中药孩子没吃下去多少，昨天只拉了 2 次。继续"儿童轻抚无痛刺法"，5 次痊愈。

（仲圣师友　山东青岛任亮医生医案）

【案 2】

患儿：李某。

性别：男。

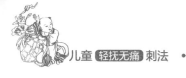

年龄：1 岁 7 个月。

初诊日期：2019 年 10 月 16 日。

主诉：呕吐 1 天，腹泻 3 天。

现病史：患儿于两天前无明确原因出现呕吐，伴低热，拉水样蛋花样大便，一日 4～5 次。纳差，精神差，因此来诊。

诊断：秋季腹泻。

治疗："儿童轻抚无痛刺法"加液门透中渚留针。

疗效：第二天患儿热退，大便量减少，精神好转，呕吐停止，能喝少量稀奶粉，继续巩固治疗 3 次，患儿已基本痊愈。

因该患儿居住乡镇，来我诊所不太方便，用药巩固治疗。

（仲圣师友　三门峡许艳辉医生医案）

【案 3】

患儿：蒋某。

性别：女。

年龄：1 岁 2 个月。

主诉：腹泻、纳差 2 天余。

现病史：前天受凉后出现腹泻，水样便，一日 5～6 次，纳差，吵闹，口干，无呕吐。

查：舌质淡红，苔薄白，肛门不红不肿。

诊断：腹泻。

治疗："儿童轻抚无痛刺法"，五苓散贴敷肚脐。

疗效：第二天来复诊，饮食好多了，不吵闹了，继续"儿童轻抚无痛刺法"巩固治疗。

（仲圣师友　湖南方绍加医生医案）

【案 4】

患儿：马某。

性别：女。

年龄：1 岁 3 个月。

初诊日期：2019 年 9 月 13 号。

主诉：腹泻 5 天，伴发热。

现病史：解蛋花样便 5 天，1 日数次，体温最高 38.3℃，曾口服妈咪爱、蒙脱石散，均无效。

诊断：秋季腹泻。

治疗思路：健脾利湿，散寒止泻。

治疗："儿童轻抚无痛刺法"。

疗效：治疗 1 次，患儿热退，大便次数减少。继续巩固治疗，共治疗 2 次，孩子已泻止烧退，精神好转。

（仲圣师友　河北金春艳医生医案）

【案 5】

患儿：王某。

性别：女。

年龄：6 个月。

主诉：腹泻 5 日。

现病史：5 天前无明显诱因出现腹泻，每天 4 ～ 7 次、呈蛋花样，患儿哭闹厉害，体温 37.6℃。

诊断：秋季腹泻。

治疗："儿童轻抚无痛刺法"。

疗效：当天回去至第二天就诊，患儿大便仅 3 次，大便稀溏有明显好转。继续"儿童轻抚无痛刺法"，共 2 次，两天后电话回访患儿家属，家长反馈患儿大便正常，食欲变好。

（仲圣师友　河南任金星医生医案）

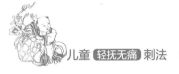

八、小儿夜惊、哭闹难眠案（12 则）

【案 1】

患儿：马某。

性别：男。

年龄：1 岁半。

初诊日期：2020 年 4 月 23 日。

现病史：患儿母亲诉说孩子夜哭连续 3 ～ 5 天，白天比较安静，睡觉时容易惊醒。

治疗："儿童轻抚无痛刺法"加百会、四神聪。

疗效：当晚患儿正常入睡，睡眠安稳，第二天应患儿家长要求再巩固治疗 1 次。

患儿父亲说：你还真厉害！找了好几个医生都没有办法，来到你这儿一次就搞定，真神了！

（仲圣师友　山东齐跃军医生医案）

【案 2】

患儿：陈某。

性别：女。

年龄：14 天。

初诊日期：2019 年 9 月 26 日。

现病史：患儿于 1 天前无明显诱因出现不吃奶，肚子如鼓状，肚脐凸起，晚上哭闹不安。

治疗："儿童轻抚无痛刺法"加太白、照海。

疗效：患儿家长第二天来反馈，说患儿能吃奶了，肚脐回纳不少，哭闹减轻，能入睡。继续巩固治疗，3天后症状基本消失，前后巩固治疗7天。

（仲圣师友　三门峡许艳辉医生医案）

【案3】

患儿：李某。

性别：女。

年龄：1岁。

初诊日期：2018年11月。

现病史：晚上哭闹，睡眠不安3天，二便正常。

查：舌淡红、苔白厚腻，腹部叩诊鼓音。

治疗："儿童轻抚无痛刺法"。

疗效：患儿家长第二天反馈，当天晚上哭闹好转。共针4天，痊愈。

（仲圣师友　河北吴金明医生医案）

【案4】

患儿：庄某。

性别：女。

年龄：1岁。

初诊日期：2018年10月。

主诉：夜啼2日。

治疗："儿童轻抚无痛刺法"加照海、足临泣、太冲。

疗效：针刺1次即症状减轻，3次愈疾。

（仲圣师友　山东张友喜医生医案）

【案5】

患儿：赵某。

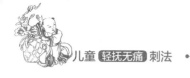

性别：男。

年龄：50 天。

初诊日期：2018 年 7 月 12 日。

主诉：夜间啼哭 20 余日。

现病史：家属代诉，患儿系纯母乳喂养，于出生第 30 多天开始无明显诱因每至夜间 10 点左右开始啼哭，抱起后缓解，而后入睡，但寐不安，多辗转，甚至需要整夜抱着，白天无啼哭现象。

症状持续至就诊时，曾就诊于儿童医院，排除疾病所致，考虑婴幼儿肠绞痛，但未提出明确的治疗方案。就诊时见患儿一般情况可，饮食可，大便干、2 日一行。

治疗："儿童轻抚无痛刺法"。

疗效：治疗 2 次后，患儿家长反馈孩子夜里不怎么哭了，后又巩固治疗 5 次，病愈。

（仲圣师友　天津邱玲玲医生医案）

【案 6】

患儿：李某。

性别：男。

年龄：2 岁。

初诊日期：2019 年 8 月 14 日。

主诉：半夜易醒 1 个月。

现病史：患儿母亲诉孩子最近一个月常常晚上 2～3 点醒来，早上 6～7 点才入睡。

治疗："儿童轻抚无痛刺法"。

疗效：治疗 1 周后，孩子晚上可安睡到天亮。

（仲圣师友　四川贾婷医生医案）

【案 7】

患儿：王某。

性别：男。

年龄：4 个月。

初诊日期：2020 年 3 月 20 日。

现病史：近 2 日患儿流清涕，而且晚上睡眠不好。

治疗："儿童轻抚无痛刺法"，一天 2 次。

疗效：第二天患儿家长反馈孩子症状基本消失。

（仲圣师友　河南张小娜医生医案）

【案 8】

患儿：李某。

性别：女。

年龄：3 个月。

初诊日期：2020 年 12 月。

现病史：近 2 日来患儿哭闹不止，难入睡，入睡也睡不安稳。家长认为是宝宝腹胀，自行买来四磨汤口服液，效不明显。后经人介绍，带患儿来诊。

治疗："儿童轻抚无痛刺法"。

疗效：治疗 1 次后，患儿奶奶说孩子回家一会儿就睡了，睡得很香。1 次治愈！

（仲圣师友　河南杨敏医生医案）

【案 9】

患儿：张某。

性别：男。

年龄：6 个月。

初诊日期：2021 年 3 月 20 日。

现病史：患儿 3 天前因受到惊吓，出现晚上哭闹、烦躁，不睡觉。

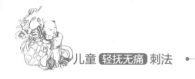

治疗："儿童轻抚无痛刺法"加太冲、足临泣。

疗效：患儿爸爸反馈说孩子睡觉踏实多了，而且比以前睡的时间久了。

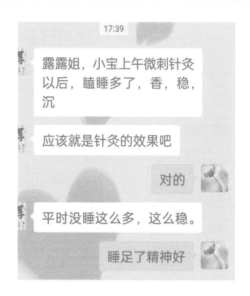

（仲圣师友　河南徐露露医生医案）

【案10】

患儿：张某。

性别：男。

年龄：1岁8个月。

初诊日期：2020年3月17日。

现病史：日夜吵闹不安，不得安眠。陌生人不能近身，不可对视，经本市多家医院及省儿童医院检查调理均无效，后经人介绍来我处治疗。

治疗："儿童轻抚无痛刺法"。

疗效：针3次后，孩子睡眠明显好转；第7日，开始对我笑，不再拒绝治疗；第21次后患儿的睡眠、吃饭恢复正常，活泼如正常同龄小孩儿，家长欣喜若狂。

感恩刘师兄的大爱无私传授！

（仲圣师友　湖南蔡建鹏医生医案）

【案 11】

患儿：李某。

性别：男。

年龄：3 岁。

初诊日期：2021 年 3 月 10 日。

现病史：患儿一直都很烦躁，睡眠少，爱哭闹，易惊厥，且大便干燥。家人曾带他到各大医院检查治疗都未见好转，遂来我处就诊。

治疗："儿童轻抚无痛刺法"。

疗效：微刺当晚，患儿睡眠明显改善。继续治疗 7～8 次，一直到现在患儿睡眠都很好，大便正常，未再发生惊厥，现在每次来我处都表现得很高兴。

（仲圣师友　湖南王永红医生医案）

【案 12】

患儿：徐某。

性别：女。

年龄：10 个月。

初诊日期：2021 年 4 月 20 日。

主诉：夜寐难安 1 周。

现病史：患儿近 1 周来无明显诱因出现午夜嚎啕大哭，夜寐难安，去医院检查显示一切正常。

治疗：予"儿童轻抚无痛刺法"加足临泣。

疗效：1 次而愈。

（仲圣平台　刘长青导师医案）

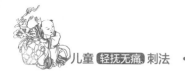

【案1】

患儿：王某。

性别：女。

年龄：5个月。

初诊日期：2021年2月25日。

现病史：家长诉最近发现小儿头歪，带去省立医院检查，诊断为小儿斜颈。

查体：右侧胸锁乳突肌肌肉紧张，斜方肌以及部分背阔肌肌肉紧张，头歪向一侧。

治疗："儿童轻抚无痛刺法"，1天1次。

疗效：经过1个多月的治疗，患儿斜颈基本痊愈。

（仲圣师友　山东路文春医生医案）

【案2】

患儿：郭某。

性别：女。

年龄：2个月。

初诊日期：2020年6月5日。

主诉：发现经常头歪向一侧半个月。

现病史：家长诉半个月前发现患儿经常头歪向一侧。在当地县级医院行B超检查，示胸锁乳突肌处有瘢痕疙瘩。

诊断：小儿斜颈。

治疗："儿童轻抚无痛刺法"。

疗效：此患儿也是局部加整体的治疗方式，但因为疙瘩很硬而且很大，所以大胆地用刃针局部点刺，隔3天治疗1次，共治疗了40多天，已经好转不少，疙瘩也小了不少，继续治疗中。

感悟：深深地感谢刘师兄讲授的这个无痛高效的针法，为天下患儿谋福！

（仲圣师友　山东路文春医生医案）

十、小儿眼疾案（9则）

（一）眼睛流泪案（2则）

【案1】

患儿：张某（医生自家孩子）。

性别：男。

年龄：2岁半。

初诊日期：2020年5月25日。

主诉：眼睛流泪2年余。

现病史：2年前无明显诱因出现眼睛流泪，县级医院最初让滴眼药水，用了几种均无效。后医院建议做手术。因缘结识元气针灸，在会场学习时，咨询刘长青导师如何治疗。

治疗：同侧耳尖刺血加"儿童轻抚无痛刺法"。

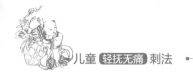
疗效：隔天症状好转 80%，3 天后，孩子基本不再流泪。平时间断性为孩子做"儿童轻抚无痛刺法"，至今孩子的症状未有复发，并且个儿头比同龄儿童要高。

感悟：这是我用"儿童轻抚无痛刺法"治疗的第一则案例，也让自己的孩子免去了手术的痛苦。在此感恩刘师兄！

（仲圣师友 河南张玉强医生医案）

【案 2】

患儿：凌某。

性别：女。

年龄：2 个月。

初诊日期：2019 年 12 月 10 日。

主诉：左眼流泪半个月。

现病史：患儿左眼流泪，其母亲带其到医院看过，无效。做过局部的眼睛按摩，效果不明显，西医诊断为鼻泪管堵塞，患儿局部皮肤因流泪有红肿样。

治疗："儿童轻抚无痛刺法"加攒竹、丝竹空、迎香、太冲；配合中药外洗局部。

12 月 11 日，继续"儿童轻抚无痛刺法"1 次。

疗效：2 次治疗后，患儿母亲反馈，孩子左眼已经不流泪了，后悔没有早点儿带过来治疗。

3 个月后回访，孩子未再复发。

（仲圣师友 广东廖燕医生医案）

（二）频繁眨眼案（2 则）

【案 1】

患儿：聂某。

性别：男。

年龄：6 岁。

初诊日期：2021 年 7 月 13 日。

主诉：频繁眨眼数月，伴咳嗽。

刻诊：频繁眨眼，下睑结膜略红，咳嗽有痰，流清涕，打喷嚏，怕冷，手脚冰，有汗。

纳尚可，大便前段干、后段成形，2～3 日一行，小便略黄，口中和，寐不安，翻滚，趴睡，体瘦。

查：舌略红、苔薄白，脉略弦。

治疗思路：脾虚运化不足，血不足以养肝，寒郁肺卫。

治疗："儿童轻抚无痛刺法"，配以推拿及中药内服。隔日治疗 1 次。

疗效：中途根据病情数次调整处方，治疗 1 个月后诸症好转很多，偶有眨眼，咳嗽愈。

（仲圣师友　贵州田仁凯医生医案）

【案 2】

患儿：王某。

性别：男。

年龄：2 岁。

初诊日期：2018 年 8 月。

主诉：频繁眨眼 1 月余。

治疗："儿童轻抚无痛刺法"加局部穴位点刺。

疗效：2 次治愈。

（仲圣师友　山东张友喜医生医案）

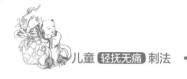
（三）反复麦粒肿案（1则）

患儿：高某。

性别：男。

年龄：2岁。

初诊日期：2019年10月。

主诉：上眼睑红肿1日。

现病史：来诊时，患儿上眼睑红且肿，而且平时眼睑反复长麦粒肿。

来我处就诊前，医院建议做手术，家长害怕，不想做，经人介绍前来我处就诊。

治疗："儿童轻抚无痛刺法"，重点调脾胃经上的穴位。

疗效：3天后，红肿大减，继续巩固治疗。一共针4天，治愈。

感悟："儿童轻抚无痛刺法"真的是孩子们的福音！

（仲圣师友　河南付淑宁医生医案）

（四）小儿斜视案（4则）

【案1】

患儿：吴某。

性别：女。

年龄：4个月。

初诊日期：2021年4月20日。

现病史：因斜视在商丘某医院住院治疗一月余，疗效不佳。后经他人介绍前来我处就诊。

治疗："儿童轻抚无痛刺法"。

疗效：连续调理 20 天左右，痊愈。

（仲圣师友 河南单团结医生医案）

【案 2】

患儿：黄某。

性别：男。

年龄：2 周岁。

初诊日期：2021 年 1 月 10 日。

主诉：左眼向内斜视 2 年。

现病史：患儿系早产儿，脑发育不良，左眼向内斜视，左上肢常处于屈肘位，不能正常伸展，不能拿东西。左下肢力量较右下肢差，未能久坐和行走。治疗累计花费二十多万元，未见明显效果。

治疗："儿童轻抚无痛刺法"。

疗效：治疗 10 天后，患儿眼睛基本恢复正常，左上肢能伸、能拿东西。

现在治疗 20 余天，患儿居然喜欢拉着家人学习走路了。

感悟："儿童轻抚无痛刺法"，让这个家庭重新充满了希望。感恩刘师兄的大爱和无私的奉献！

（仲圣师友 广东韩名梅医生医案）

【案 3】

患儿：张某。

性别：男。

年龄：1 岁。

初诊日期：2021 年 5 月 10 号。

主诉：斜视半年，现有支气管肺炎。

治疗："儿童轻抚无痛刺法"。

疗效：治疗 5 天后，患儿的斜视情况改善许多。后继续治疗至 1 个月时，患儿斜视症状基本消失。

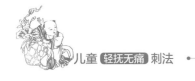

后期每周调理 1 次，前后共治疗 2 个月左右时间，患儿痊愈。

另，患儿以前大概每半个月就会感冒生病 1 次，自治疗至今未有过此类情况，孩子身体健康，个头也明显长高。

（仲圣师友　河南杨红礼医生医案）

【案 4】

患儿：张某。

性别：女。

年龄：18 个月。

初诊日期：2020 年 2 月。

现病史：右眼分泌性视网膜脱落，伴内斜视，医院检查已无光感。因患儿父亲是我们的师友，特来河北跟诊求治。

治疗："儿童轻抚无痛刺法" 5 次。

跟诊结束后患儿随父返乡，我亦未敢随访。

4 年后与其父课堂上相遇，欣喜告知孩子视力如常。

（仲圣平台　刘长青导师医案）

十一、小儿湿疹、荨麻疹案（11 则）

【案 1】

患儿：唐某。

性别：女。

年龄：6 个月。

初诊日期：2018 年 10 月。

现病史：全身严重湿疹，连续三四天晚上都哭闹得厉害。

治疗："儿童轻抚无痛刺法" 1 次。

疗效：患儿母亲第二天过来说，患儿回去就开始睡觉，没有出现哭闹，而且全身湿疹好了一大半。

连续做 4 次，湿疹痊愈，且再未出现哭闹。

（仲圣师友　山东严家斌医生医案）

【案 2】

患儿：杨某。

性别：女。

年龄：3 岁。

初诊日期：2019 年 6 月 23 日。

主诉：面部瘙痒数日。

现病史：孩子面部瘙痒数日，红色皮损有渗出，涂抹各种药膏，疗效时好时坏。

诊断：面部湿疹。

治疗："儿童轻抚无痛刺法"，并停止涂抹任何药膏。

疗效：第二天查看，患儿湿疹减轻，前后共治疗 3 次，湿疹消失，且未再发。

（仲圣师友　河北金春艳医生医案）

【案 3】

患儿：李某。

性别：女。

年龄：7 个月。

初诊日期：2018 年 9 月。

现病史：患儿连续 3 个晚上都哭闹得厉害，且全身出现严重湿疹。

治疗："儿童轻抚无痛刺法" 1 次。

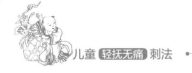

疗效：当晚患儿睡眠安稳，没有出现哭闹，而且全身湿疹大好。继续为其应用"儿童轻抚无痛刺法"治疗，一共4次，患儿湿疹痊愈，睡眠安好。

（仲圣师友　浙江徐灵敏医生医案）

【案4】

患儿：王某。

性别：女。

年龄：2岁1个月。

初诊日期：2020年4月18日。

现病史：患儿出水疱，湿疹，双手尤其大拇指旁边尤多，每天晚上不停挠手，睡眠不好，患儿特别烦躁。

诊断：湿疹。

治疗："儿童轻抚无痛刺法"加照海、太渊。

疗效：患儿当天晚上睡得很舒服，第二天水疱全部消失，胃口也好了很多。患儿母亲说太神奇了，就那么几分钟，免去孩子吃药、打针的烦恼。

（仲圣师友　江西赖剑峰医生医案）

【案5】

患儿：王某。

性别：男。

年龄：4岁。

初诊日期：2019年5月。

现病史：患儿吃冰棍后引起拉肚子及全身大片起皮疹，瘙痒明显。

诊断：荨麻疹。

治疗："儿童轻抚无痛刺法"。

疗效：一次几乎全好，继续巩固治疗。

（仲圣师友　山东严家斌医生医案）

【案6】

患儿：张某。

性别：女。

年龄：12天（新生儿）。

初诊日期：2020年4月3日。

现病史：患儿面部湿疹，散在有脓点。

治疗："儿童轻抚无痛刺法"加曲池、血海。

疗效：治疗前3日，脓点儿一天天回缩，后续巩固治疗，湿疹渐愈。

（仲圣师友 河南潘新娅医生医案）

【案7】

患儿：扬某。

性别：女。

年龄：50天。

初诊日期：2020年4月12日。

主诉：家长代诉，全身起麻疹样红疹。

诊断：荨麻疹（风邪侵袭）。

治疗思路：祛风止痒。

治疗："儿童轻抚无痛刺法"。

疗效：2次痊愈。

（仲圣师友 河南李利华医生医案）

【案8】

患儿：李某。

性别：女。

年龄：4岁。

初诊日期：2020年10月6日。

现病史：患儿出生8个月后开始全身起湿疹，每年秋季发作，奇痒难忍，常常用手抓破皮肤出血为舒。

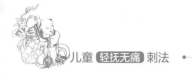

查：患儿全身布满红疹，多处有抓痕。

治疗："儿童轻抚无痛刺法"。

疗效：治疗2次后，患儿痒感大减；3次后，患儿痒感消失。

（仲圣师友　陕西刘秦香医生医案）

【案9】

患儿：吴某。

性别：女。

年龄：5岁。

初诊日期：2021年6月1日。

主诉：间断全身多处红斑点伴瘙痒2年，加重3日。

现病史：患者近2年来间断出现全身多处红斑点，伴瘙痒，被诊断为过敏性荨麻疹，输液无效。3日前无明显诱因加重，伴瘙痒、咳嗽，遂来我处就诊。

治疗："儿童轻抚无痛刺法"，配合1剂柴胡加龙骨牡蛎汤给患儿泡澡。

疗效：6月2日复诊，患儿其他症状消失，不瘙痒，只有个别小红点，咳嗽痊愈。

（仲圣师友　湖南李春喜医生医案）

【案10】

患儿：陈某。

性别：男。

年龄：4个月。

初诊：2021年5月22日。

主诉：湿疹3个月，医院医生给予口服药物、软膏涂擦均无效。

治疗："儿童轻抚无痛刺法"，配合柴胡加龙骨牡蛎汤给患儿泡澡。

疗效：5月23日复诊，患儿症状明显减轻，继续"儿童轻抚无痛刺法"1次。后续回访，家长反馈孩子已经痊愈。

（仲圣师友　湖南李春喜医生医案）

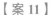

【案 11】

患儿：自家外甥。

性别：男。

年龄：1 周岁。

现病史：患湿疹，医院给予外用药膏涂抹患处。1 周后，又有新湿疹出现，涂过药膏的地方湿疹虽然下去，但局部皮肤像"压了一层塑料膜"，下面紫红表皮透亮，故不能再用药膏。

治疗："儿童轻抚无痛刺法"。

疗效：针之旬日而愈。

（仲圣平台 刘长青导师医案）

十二、小儿支气管炎伴荨麻疹案（2 则）

【案 1】

患儿：马某。

性别：男。

年龄：1 岁 3 个月。

初诊日期：2023 年 9 月 5 日。

现病史：患儿因近期感冒引起咳嗽咳痰，同时出现全身瘙痒，四肢部位明显，伴红、肿、痒较剧。遂来诊。

治疗：与家长沟通后，采用"儿童轻抚无痛刺法"。

疗效：治疗 1 次后，患儿身上的荨麻疹消除了 90%，支气管炎咳嗽问题也大为改善。后续巩固 1 次即痊愈。

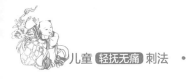

（附患儿治疗前中后照片对比，参见文后彩图 8～10。）

（仲圣平台　山东马振师友医案）

【案 2】

患儿：文某。

性别：女。

年龄：3 岁。

初诊日期：2020 年 1 月 3 日。

主诉：发热、咳嗽 1 周，浑身起疹 1 年。

诊断：支气管炎，荨麻疹。

治疗："儿童轻抚无痛刺法"加元气四五针、太渊、中府、云门、膻中、液门透中渚。

疗效：第二天复诊反馈，患儿发热、咳嗽好转，继续巩固治疗。治疗 3 天后，患儿完全不发热；治疗 5 天后，咳嗽临床治愈；10 天后，荨麻疹消除。后未再复发。

（仲圣师友　河南王秋云医生医案）

十三、幼儿先天性问题案（7 则）

（一）幼儿智力、肌力异常案（1 则）

患儿：寇某。

性别：男。

年龄：2 岁。

初诊日期：2021 年 6 月 6 日。

现病史：患儿半岁时因脑炎住院治疗，1 岁时发现智力、肌力异常。患儿现在 2 岁，不会说话，不与人交流，无法站立，吃饭不好。

治疗："儿童轻抚无痛刺法"。

疗效：治疗 3 次，患儿吃饭好，大便好，不再用七星茶之类的药物。治疗 5 次时，患儿可以对人展露笑颜。治疗 10 次后，家长反馈，患儿能在搀扶下走几步路了。

（仲圣师友 河南茹春利医生医案）

（二）先天性心脏病患儿案（3 则）

【案 1】

患儿：张某。

性别：男。

年龄：1 岁 4 个月。

初诊日期：2019 年 10 月。

现病史：先天性心脏病患儿，2 个月大的时候已住了 4 次医院，每半个月去 1 次。

治疗："儿童轻抚无痛刺法"。

疗效：自从做了"儿童轻抚无痛刺法"，患儿 1 年多没有再去医院。

感悟：感谢刘师兄无私传授，让更多孩子受益，让孩子们远离激素、抗生素的危害，在安全、绿色的环境下健康苗壮成长。

（仲圣师友 河南徐露露医生医案）

【案 2】

患儿：申某。

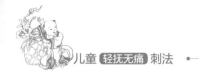

性别：男。

年龄：11 个月。

初诊日期：2020 年 10 月。

诊断：先天性心脏病，肺动脉瓣狭窄（中度）。（因患儿是仲圣平台师友的亲戚，故勉强一试）

治疗："儿童轻抚无痛刺法" 4 次。

疗效：治疗 4 次后，再回济南医院检查已成轻度狭窄。

感悟：此案确为贪天之功。

（附患儿治疗前后彩超检查报告单，参见彩图 11、彩图 12。）

（仲圣平台　刘长青导师医案）

【案 3】

患儿：王某。

性别：男。

年龄：15 个月。

初诊日期：2020 年 4 月。

现病史：患儿几个月时被发现心脏卵圆孔未闭合。专家建议观察，如果 1 周岁后仍未闭合再考虑手术治疗。15 个月时检查依然没有闭合。因患儿 6 个多月时患腹泻久治不愈在我处治愈，特来求治。

治疗：与患儿家属充分沟通后给予"儿童轻抚无痛刺法"加大陵、神门治疗数次。

疗效：3 个月后再去医院检查，示卵圆孔已闭合。

感悟：不是针灸太神奇，而是生命太伟大！

（仲圣平台　刘长青导师医案）

（三）先天性问题 走路不稳 语言迟缓案（2则）

【案1】

患儿：张某。

性别：男。

年龄：2岁。

初诊日期：2021年3月。

现病史：患儿1岁4个月时被发现走路不稳，拿东西手抖，语言迟缓。在北京做康复治疗半年余，效果不明显，后经人介绍来我处治疗。

治疗："儿童轻抚无痛刺法"。

疗效：治疗3次后，孩子第一次可以扶楼梯下楼。治疗15次后，可自行上下楼。治疗2个月后，孩子可以说"爷爷""奶奶"等简单话语，手拿东西不抖了。大运动测试接近正常孩子。现在走路几乎正常。

（仲圣平台 刘长青导师医案）

【案2】

患儿：曾某。

性别：女。

年龄：1岁7个月27天。

初诊日期：2021年6月10日。

现病史：患儿胆小，怕见生人，爱哭，语言表达最多两个字，大多发音不清晰。

治疗："儿童轻抚无痛刺法"。

疗效：经过1个月的微刺后，患儿不怕见陌生人了，会和人主动打招呼，爱笑了。语言表达清晰，能说出几个字的句子，词汇量明显增多。

感悟：本人用"儿童轻抚无痛刺法"治疗像这样的孩子，少说有一二十

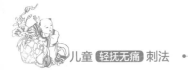
个，年龄从几个月到六七岁，点刺一段时间后，都有非常明显的效果，精神更充沛，语言表达更清晰。

（仲圣师友　四川曾林医生医案）

（四）小儿癫痫案（1则）

患儿：张某。

性别：男。

年龄：4个月。

初诊日期：2021年11月20日。

主诉：间断抽搐4个月。

现病史：患儿从一出生就间断抽搐，一天要发作十多次，而且每次持续时间很长，孩子无法好好休息，非常痛苦。孩子的家人也需要一天到晚轮流照看他。在当地医院做了相关检查，没有任何有效办法。又到郑州的医院检查，确诊是小儿癫痫。

患儿不发病时，全身瘫软；发作时，抽搐严重。患儿发病时，周围很多人看到都会流泪，为这么小的孩子要承受这么沉重的痛苦而心疼。

治疗："儿童轻抚无痛刺法"。

疗效：我第一次为患儿做"儿童轻抚无痛刺法"，在点脚心的时候，孩子有一个脚趾头稍微动了一点点，其他地方都没有动。第二天，患儿家属进门就说：我们孩子有救了，管用了，管用了！因为在第一次治疗至第二次治疗间，孩子一共发作了3次，白天两次，晚上一次。患儿家属看着这个疗效，真的非常高兴，就像在漫漫煎熬的痛苦中看到了希望的曙光。

截至目前，一共做了8次治疗，患儿现在已经好很多，一天发作频率从之前的十多次减少到1～2次。另外，之前患儿睡觉时眼睛上翻，嘴巴张着，现在眼睛完全能够闭上，而且面部表情也非常坦然，带点儿微笑的。孩子感觉舒服了，能够踏踏实实睡觉了，而且能够睡几个小时都不发病。

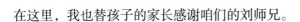

在这里，我也替孩子的家长感谢咱们的刘师兄。

（仲圣师友　河南杨雪梅医生医案）

十四、小儿流鼻血案（2则）

【案1】

患儿：王某。

性别：女。

年龄：5岁。

初诊日期：2019年6月。

主诉：流鼻血5日。

现病史：近5天一直流鼻血，睡觉时流得枕头上、被子上都是。

查：咽红，舌苔黄厚。

治疗："儿童轻抚无痛刺法"加太渊、鱼际；少商、中冲刺血。

疗效：治疗1次后，患儿晚上未流鼻血；2次后，患儿白天也不流鼻血了。巩固治疗5天，刺血3天。

（仲圣师友　河南王秋云医生医案）

【案2】

患儿：王某。

性别：女。

年龄：4岁。

初诊日期：2020年4月5日。

主诉：咽痛、流鼻血3天。

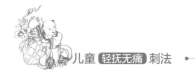

现病史：吃膨化食品后咽痛、鼻痒伴流鼻血 3 天。

诊断：上呼吸道感染。

治疗："儿童轻抚无痛刺法"加太渊、鱼际；少商放血。

疗效：当天晚上患儿即不流鼻血，咽痛减轻。

治疗 2 次后，患儿嗓子不痛了，轻微腹泻，鼻痒消失，说明临床治愈。继续巩固 3 天。

（仲圣师友 河南王秋云医生医案）

十五、小儿过敏性鼻炎案（1 则）

患儿：熊某。

性别：男。

年龄：12 岁。

初诊日期：2020 年 4 月 2 日。

现病史：患儿经常戳鼻子，打喷嚏，挖鼻孔，晨起更明显，症状持续 3 年。

诊断：过敏性鼻炎。

治疗："儿童轻抚无痛刺法"，每天 1 次，连续 5 天。

疗效：针刺 3 次后，症状明显减轻。

（仲圣师友 福建倪溢华医生医案）

十六、小儿巨结肠术后遗症伴听力微弱案（1则）

患儿：张某。

性别：男。

年龄：7个月。

初诊日期：2020年4月2日。

现病史：出生后患有巨结肠，北京某医院手术后，无意中发现听力变得极其微弱，专家怀疑是由于药物所致，说不确定是否可以恢复。

刻诊：来时大便完谷不化，只是吃奶，大便介于灰黑之间像水泥的颜色，有时绿色样便，大便不能自控，顺着肛门往外流，肛门总是有湿浊感。

治疗："儿童轻抚无痛刺法"。

反馈：治疗七八次后，大便基本正常。家长无意中在逗孩子玩的时候，发现其听力也恢复正常。

（仲圣平台　刘长青导师医案）

十七、小儿腮腺炎案（1则）

患儿：席某。

性别：男。

年龄：5岁。

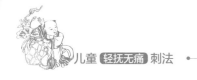

初诊日期：2020 年 7 月 16 日。

现病史：昨日夜间耳垂下突发红肿疼痛，哭闹不眠。

诊断：急性腮腺炎。

治疗："儿童轻抚无痛刺法"，肿大的对侧扎合谷、液门透中渚，隔 10 分钟轻揉患处。外加艾灸阿是穴、风池、曲池、合谷、阳陵泉。

疗效：第一日患处变软，未出现发热。次日治法同前，红肿消退。

（仲圣师友　河南潘新娅医生医案）

十八、小儿重症肌无力案（1 则）

患儿：张某。

性别：女。

年龄：6 岁。

初诊日期：2019 年 8 月。

现病史：双上眼睑下垂，西医检查诊断为重症肌无力。个头儿偏小，偏瘦，纳差，说话声音小。

查：脉浮缓，苔厚腻，手指偏凉。

治疗：先用中药桂枝加厚朴杏仁汤 3 剂，后用补脾七号 7 剂，配合"儿童轻抚无痛刺法"。

疗效：现在患儿眼睛可以睁大，说明经方加针灸效果极佳！

（仲圣师友　广东姜集砂医生医案）

十九、小儿发育迟缓案（3则）

（一）语言不利，不爱说话案（2则）

【案1】

患儿：鲁某。

性别：男。

年龄：3岁半。

初诊日期：2019年9月3日。

现病史：患儿反应迟钝，不会说话，也不与其他小朋友玩。

治疗："儿童轻抚无痛刺法"每天1次。

疗效：连续治疗1周以后，患儿不但会说话，也会数数了，还能简单地交流，会主动和小朋友玩了。患儿家长深感这种疗法的神奇！

（仲圣师友　四川欧万琴医生医案）

【案2】

患儿：陈某。

性别：男。

年龄：4岁。

初诊日期：2019年5月。

主诉：不爱说话。

现病史：其母述儿子快4岁了不爱说话，让喊爸爸妈妈时只会笑，从来不

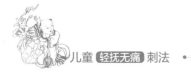

喊。和小朋友们玩时能简单说出几个字。到大医院检查未果，嘱回家再观察一段时间。2019年5月其母带孩子来我处求诊。

治疗：与家长协商后使用"儿童轻抚无痛刺法"。每天1次，每次治疗时与患儿沟通逗乐。

疗效：前几次患儿只是笑，并不说话。在第4次治疗后，其母亲问：去超市你要买凉鞋吗？孩子回答：要。接着其母亲便与孩子开始了一问一答，其母亲激动得眼泪都流出来了。之后又针了3天，患儿一天比一天好，渐恢复正常。

感悟：不但患儿家长非常激动，我自己也激动异常，真的感恩刘师兄传授的神奇针法！

（仲圣师友　河南苗国强医生医案）

（二）遗尿案（1则）

患儿：刘某。

性别：女。

年龄：9岁。

初诊日期：2019年6月10日。

主诉：家长代诉，孩子从小尿床、尿裤至今。

现病史：患有先天性心脏病，智力略低于正常人，从小尿床、尿裤，一直没有治疗，家长盼望她大一点会好，但至今仍不见好转，遂来我处求诊。

诊断：先天发育不良。

治疗："儿童轻抚无痛刺法"。

疗效：针1个星期后，孩子不再尿裤，家长很开心，继续治疗，断断续续治疗3个月后，患儿痊愈。

（仲圣师友　河南李利华医生医案）

二十、小儿抽动症案（1则）

患儿：张某。

性别：男。

年龄：7岁。

初诊日期：2020年4月1日。

主诉：害怕，睡眠差，挤眼，耸肩，手抽筋近3个月。

诊断：小儿多动症。

治疗："儿童轻抚无痛刺法"加太冲、耳尖、肩井刺血。

疗效：治疗5次，患儿挤眼、害怕明显好转，继续巩固治疗。

治疗7次，耸肩好转，手抽筋有改善，加太冲点刺放血，1个月后症状基本全消，嘱其口服药物以巩固疗效。

（仲圣师友 河南王秋云医生医案）

二十一、小儿增强免疫力案（1则）

患儿：郭某。

性别：男。

年龄：5岁。

初诊日期：2019年10月5日。

主诉：平素体质差，易感冒。

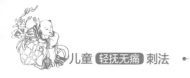

现病史：在幼儿园上学期间，平均至少半个月要感冒一次。平均一个月上学时间合计仅有一周。

诊断：感冒（肺气虚）。

治疗思路：增强免疫力。

治疗："儿童轻抚无痛刺法"每天 1 次，连续 7 天。而后隔天 1 次，10 次为 1 个疗程。

疗效：针灸 1 个疗程后，孩子免疫力明显提升，连续 3 个疗程下来，家长不再担心上幼儿园了，到 2020 年春节前没有再感冒了。

（仲圣师友　福建倪溢华医生医案）

二十二、小儿手足口病案（2 则）

【案 1】

患儿：宁某。

性别：女。

年龄：10 个月。

初诊日期：2020 年 3 月 28 日。

主诉：身上起红色疙瘩，不吃饭，晚上哭，不睡觉，低热。

诊断：手足口病。

治疗思路：调理胃肠。

治疗："儿童轻抚无痛刺法"。

疗效：针灸 1 次后，回去孩子睡了两个小时，睡醒喝了 150mL 奶，身上疙瘩红色渐退。继续治疗 1 次，患儿身上红色疙瘩面积变小，状态比之前好很多，爱笑了。共针 3 次，痊愈。家长非常认可。

（仲圣师友　吉林刁娜医生医案）

【案 2】

患儿：李某。

性别：男。

年龄：4 岁。

初诊日期：2021 年 4 月 16 日。

现病史：手足口病，发热，体温最高 38.6℃，在其他诊所用药 2 天，疗效不佳，来我处就诊。

治疗："儿童轻抚无痛刺法"配合 1 剂中药。

疗效：治疗后，患儿热退，体温降至 36.8℃，可以吃饭了，精神也变好了。

（仲圣师友　河南杨新梅医生医案）

二十三、小儿肠系膜淋巴结炎案（1 则）

患儿：张某。

性别：女。

年龄：4 岁。

初诊日期：2022 年 6 月。

现病史：肠系膜淋巴结炎，肚子一直疼，孩子不肯吃药，自己提出来我处扎针。

治疗："儿童轻抚无痛刺法"。

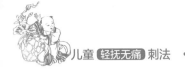

疗效：治疗 1 次后，疗效立竿见影，患儿腹痛已止，继续巩固治疗。共治疗 3 次，疼痛再未反复。

（仲圣师友　河南杨新梅医生医案）

二十四、小儿服用西药后哭闹不止案（1 则）

患儿：李某。

性别：男。

年龄：10 个月。

初诊日期：2020 年 3 月 15 日。

现病史：因发热口服西药加灌肠，30 分钟后孩子大哭不止，持续 2 个小时左右，家长不知所措，故来我处就诊。

治疗："儿童轻抚无痛刺法"。

疗效：针完 10 分钟后，患儿就不哭了。

（仲圣师友　河南张小娜医生医案）

二十五、小儿乳头发炎肿大案（1 则）

患儿：闫某。

性别：男。

年龄：15 天左右。

初诊日期：2020 年 11 月 1 日。

主诉：乳头发红肿大半日。

现病史：患儿苦不能言，嗷嗷大哭，家长带患儿来我处就诊。

治疗：由于患儿年龄太小，无法用药，想起刘师兄教授的"儿童轻抚无痛刺法"，与家长沟通后，为孩子使用。

疗效：前后共治疗 4 次，治疗期间，患儿情况一次比一次好，4 次后痊愈。患儿家长惊呼：还真灵呀！

感悟：经过这次诊疗，患儿家长对我非常信任，后来此患儿肚脐发炎，石家庄某医院建议让其做手术，患儿妈妈认为孩子太小，不同意手术治疗，带孩子来我处就诊。我再次用"儿童轻抚无痛刺法"为孩子治疗，5 次痊愈！

（附患儿治疗中及治疗后照片对比，参见文后彩图 13～16。）

（仲圣师友 河北刘振华医生医案）

二十六、小儿小便闭塞不通案（1 则）

患儿：苏某。

性别：女。

年龄：4 岁半。

初诊日期：2020 年 8 月。

现病史：突发小便闭塞不通，孩子哭闹不止，在家长陪同下来我处就诊。

治疗：经刘师兄指导，使用"儿童轻抚无痛刺法"加大椎、阴陵泉。

疗效：点刺后，孩子小便恢复通畅，免去了孩子去医院导尿的痛苦，家长十分开心！

（仲圣师友 河南何洁医生医案）

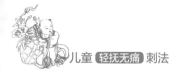

二十七、小儿颈部增粗伴有黑色沉着案（1 则）

患儿：轩某。

性别：男。

年龄：5 岁。

初诊日期：2020 年 5 月。

现病史：经常发热、腹泻，颈部增粗伴有黑色沉着。

治疗："儿童轻抚无痛刺法"。

疗效：经治疗后，患儿未再发热，饮食比以前好了，脖子也比以前细了很多，黑色沉着也淡了。

（附患儿治疗前后照片对比，见文后彩图 17、彩图 18。）

（仲圣师友　河南徐露露医生医案）

二十八、小儿斑秃案（2 则）

【案 1】

患儿：李某。

性别：女。

年龄：2 周岁。

初诊日期：2021 年 3 月。

主诉：斑秃，多处治疗无效。

治疗："儿童轻抚无痛刺法"。

疗效：治疗 22 天，患儿头发长出，孩子的妈妈激动地哭了，大叹针灸太神奇了。

感悟：我只是个针灸小白，能取得这样神奇的疗效，都是因为刘师兄的倾囊相授和大爱无疆，再次感恩刘师兄。

（仲圣师友　河北王红茹医生医案）

【案 2】

患儿：王某。

性别：女。

年龄：4 岁。

初诊日期：2020 年 4 月。

现病史：头部有 2 块如枣大的斑秃，一开始患儿家人没注意，后来越长越大。后反复去医院治疗 1 年多，无效果，来我处治疗。

治疗："儿童轻抚无痛刺法"。

疗效：治疗到 20 天左右，患儿斑秃头皮处长出小毛根。继续治疗，共治疗 63 天，现患儿斑秃处长了乌黑的头发。

（仲圣师友　河北王红茹医生医案）

二十九、小儿便秘、面部雀斑案（1 则）

患儿：张某。

性别：女。

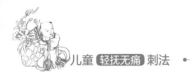
年龄：10 岁。

初诊日期：2021 年 4 月 7 日。

现病史：面部有雀斑，大便 3 ～ 5 日一行，食欲差，身体消瘦，不长个子。

治疗："儿童轻抚无痛刺法"。

疗效：治疗 20 天，孩子现在吃饭香，她奶奶说，孩子长这么大从没有这样主动要求吃过饭，而且吃得比以前也多了。大便一日一行。孩子面部的雀斑明显淡化，面色红润有光泽。

（仲圣师友　江苏李艳君医生医案）

三十、小儿脑瘫案（3 则）

【案 1】

患儿：孙某（自家小儿）。

性别：男。

年龄：2 岁 11 个月。

初诊日期：2018 年 8 月。

现病史：患儿系 7 个月早产儿，出生后头部 CT 及核磁均示脑缺氧、脑缺血，市人民医院诊为脑瘫。

治疗："儿童轻抚无痛刺法"。

疗效：每日 1 次，未做过其他特殊治疗，患儿现在快 3 岁，胃口好，身高、体重都比同龄宝宝还好。健康活泼，智力正常。

（仲圣师友　河南孙笑颖医生医案）

【案 2】

患儿：崔某。

性别：男。

年龄：6 岁。

初诊时间：2018 年 5 月。

现病史：6 个月早产儿，出生时体重极低，2.1 斤。出生后在郑州某大医院暖箱里度过 6 个月，孩子未吃过母乳，花费上百万，医院诊断为脑瘫儿，建议放弃治疗。家人无奈，出院后四处求医。

刻诊：来诊时孩子瘦得皮包骨头，2 岁还不会走路，三天两头发烧，抽搐，不长个儿。

治疗：2018 年 7 月开始在我门诊接受"儿童轻抚无痛刺法"。

疗效：治疗 1 次即见效，孩子当天未再抽搐，也不再发烧，一直坚持治疗到春节前。

2019 年，患儿跟同龄人一样正常去上学。2020 年春节前，患儿出现发热，体温 38℃，家人紧张，害怕孩子再抽搐，我请家人放心，给孩子做了"儿童轻抚无痛刺法"后，在我门诊上停留 2 个小时，孩子热退，后离开我门诊。

2018 年我第一次给他家孩子开始治疗时，还没有系统学习过元气针灸，只是有缘参加了刘师兄主讲的"儿童轻抚无痛刺法"公益课，回家我就用上啦。

2021 年 5 月份，孩子又出现发热，体温 38.5℃，来我门诊治疗。应用"儿童轻抚无痛刺法"1 次治愈，家人特送锦旗表示谢意！此患儿在我门诊治疗从来不用西药，就用"儿童

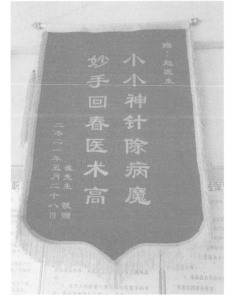

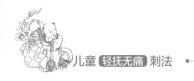

"轻抚无痛刺法"，有时会配合中药柴胡桂枝汤或桂枝加厚朴杏仁汤，疗效均佳。

（仲圣师友　河南赵文君医生医案）

【案3】

患儿：张某。

性别：女。

年龄：7周岁。

初诊日期：2020年5月。

主诉：患脑瘫不会说话。平台师友治疗效果不佳。

治疗：恰逢仲圣平台元气讲座在郑州开课，师友带患儿特来求治，给予"儿童轻抚无痛刺法"加炉底三针。

疗效：针后患儿即会叫"妈妈"，这迟来了7年的"妈妈"二字，让其母顿时泪如雨下。

（仲圣平台　刘长青导师医案）

三十一、小儿抑郁症案（1则）

患儿：刘某。

性别：男。

年龄：8岁。

初诊日期：2021年4月2日。

现病史：体重30斤（我自家早产的小儿不到3岁已经30斤），体型偏瘦，不思饮食，食入想吐，不想说话，已休学。在郑州某大医院诊为抑郁症。

治疗："儿童轻抚无痛刺法"。

疗效：每次治疗后，患儿就想吃东西。治疗了 3 周，孩子会说会笑会吃，开始上学了。我也教会了其母亲"儿童轻抚无痛刺法"，让她在平时也给患儿微刺。后来，其母开心地告诉我，孩子在演讲比赛中获奖了。

（仲圣师友　河南孙笑颖医生医案）

三十二、小儿流涎案（1 则）

患儿：李某。

性别：男。

年龄：1 岁 3 个月。

初诊日期：2020 年 10 月 2 日。

主诉：流涎、口腔异味 1 周。

治疗："儿童轻抚无痛刺法"，每日 1 次。

疗效：3 次治愈。

（仲圣师友　河南王帅医生医案）

三十三、小儿疝气案（2 则）

【案 1】

患儿：白某。

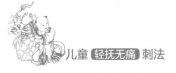

性别：男。

年龄：4个月。

初诊日期：2020年4月3日。

主诉：阴囊肿大1周。

现病史：患儿阴囊右半侧肿大，哭闹时加剧，不红不热。医院建议手术治疗。

诊断：阴囊疝气。

治疗："儿童轻抚无痛刺法"，间断治疗1个月。

疗效：经治疗，患儿家长反馈，现仅在哭闹时肿大。

间隔20多天后，继续治疗1个月，已完全恢复正常。

（仲圣师友　河北金春艳医生医案）

【案2】

患儿：陈某。

性别：女。

年龄：10岁。

初诊日期：2021年6月3日。

主诉：发现外阴部左侧出现鸡蛋大肿物1个月。

现病史：家长代诉，1个月前在帮孩子洗澡时，发现孩子外阴部左侧有一鸡蛋大小肿物，质软，按压时不痛，压之可变小，上午较小，每到傍晚会变大些。到县人民医院检查，诊断为疝气。医院建议手术治疗。家属因恐惧手术，心存犹疑。后家属因治疗其他病，来我处就诊时提及此事，我说可以试试。

治疗："儿童轻抚无痛刺法"。

疗效：在治疗后的第2～3天时，患儿肿物大小未有明显变化，家属内心不免有些动摇。在我给他们分享仲圣平台师友用这套针法治疗的诸多奇效医案后，家属信心大增，决定继续治疗。

治疗到第7天时，家长反馈肿物已小了一半，由此更加坚定了治疗的信心。前后共治疗16天，其间未使用任何药物，每天1次"儿童轻抚无痛刺法"。现已痊愈，为患儿免去了一次手术之苦。

（仲圣师友　广西钟声武医生医案）

三十四、小儿受惊吓案（1 则）

患儿：王某。

性别：女。

年龄：4 岁。

初诊日期：2023 年 4 月 13 日。

现病史：因偶然受到惊吓，患儿出现发热，咳嗽，没食欲，没精神，大便呈绿色。

治疗："儿童轻抚无痛刺法"。

疗效：第一次治疗 20 分钟后，患儿就好了八成，一共治疗 2 次，患儿痊愈。

（附患儿治疗前后照片对比，参见文后彩图 19、彩图 20。）

（仲圣师友　刘长青导师医案）

三十五、小儿中度贫血案（1 则）

患儿：刘某。

性别：男。

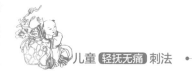

年龄：2 岁。

初诊日期：2021 年 8 月 3 日。

主诉：中度贫血，脸色煞白，小睾丸都是白白的。

治疗："儿童轻抚无痛刺法"，每日 1 次。

疗效：点刺到第 15 天，看到孩子面色微红，小睾丸颜色也有明显变化。后巩固治疗 15 天，患儿去复查，相关指标完全正常。

（仲圣师友　吴绍勤医生医案）

三十六、小儿睾丸鞘膜积液案（1 则）

患儿：尹某。

性别：男。

年龄：1 岁 6 个月。

初诊日期：2020 年 7 月 12 日。

现病史：患睾丸鞘膜积液，当地儿童医院建议手术治疗。

治疗：患儿爷爷与我交情甚好，建议针灸治疗，给予"儿童轻抚无痛刺法"，每日 1 次。

疗效：4 周告愈。

（仲圣平台　刘长青导师医案）

三十七、小儿恶心头晕案（1则）

患儿：李某。

性别：男。

年龄：5周岁。

初诊日期：2005年4月。

主诉：自幼一感冒即精神萎靡，卧床不起，稍大即会对父母描述有恶心、头晕感，不敢离床。

治疗："儿童轻抚无痛刺法"1次。

疗效：豁然而愈，又巩固数次再未复发，今已读高中。

（仲圣平台　刘长青导师医案）

彩　图

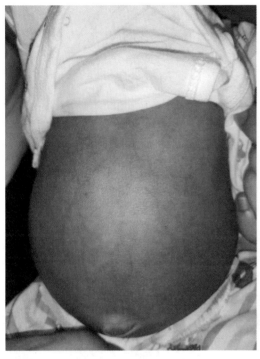

彩图 1　新生儿黄疸及黄疸术后后遗症案【案 5】
治疗前

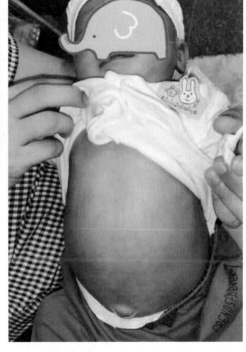

彩图 2　新生儿黄疸及黄疸术后后遗症案【案 5】
治疗中

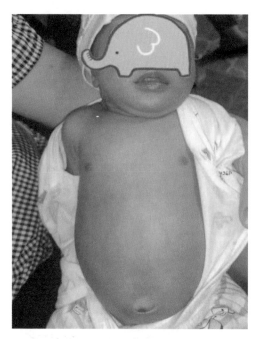

彩图 3　新生儿黄疸及黄疸术后后遗症案【案 5】
治疗后

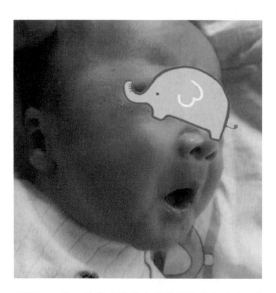

彩图 4　新生儿黄疸及黄疸术后后遗症案【案 7】
治疗前

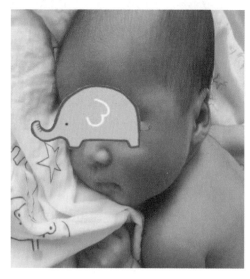

彩图 5　新生儿黄疸及黄疸术后后遗症案【案 7】
治疗 1 次后

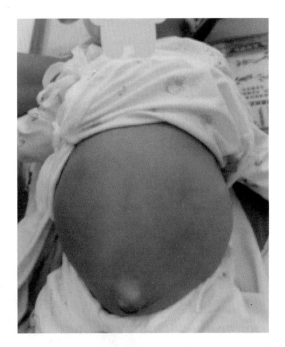

彩图6　新生儿黄疸及黄疸术后后遗症案【案10】
治疗前

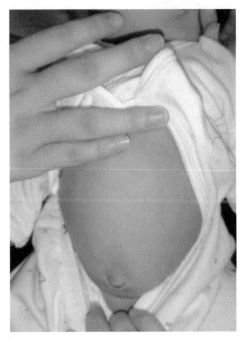

彩图7　新生儿黄疸及黄疸术后后遗症案【案10】
治疗后

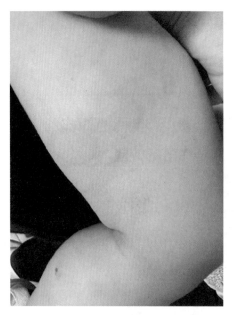

彩图 8　小儿支气管炎伴荨麻疹案【案 1】
治疗前

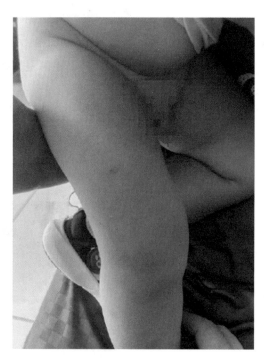

彩图 10　小儿支气管炎伴荨麻疹案【案 1】
治疗后

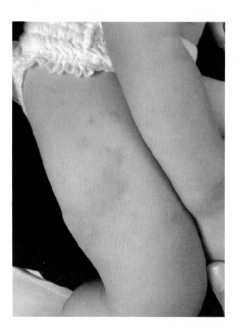

彩图 9　小儿支气管炎伴荨麻疹案【案 1】
治疗中

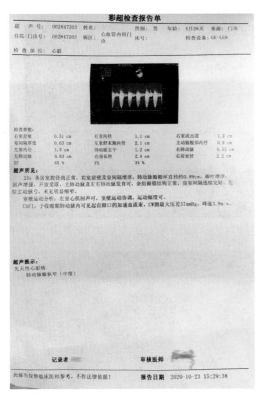

彩图 11　先天性心脏病患儿案【案2】彩超
检查报告单（治疗前）

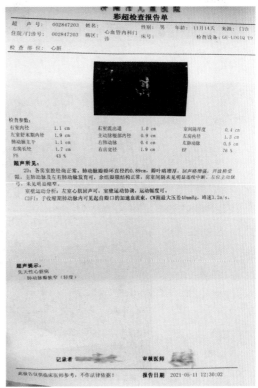

彩图 12　先天性心脏病患儿案【案2】彩超
检查报告单（治疗后）

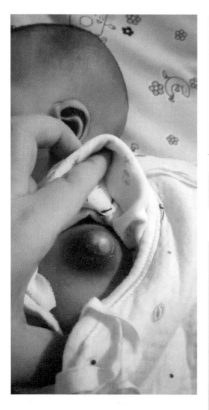

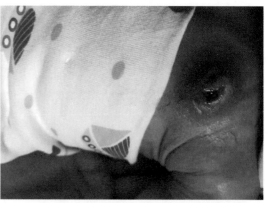

彩图 14　小儿乳头发炎肿大案治疗第三次

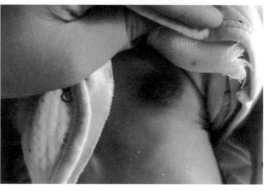

彩图 13　小儿乳头发炎肿大案治疗
第二次（第一次时未留照片）

彩图 15　小儿乳头发炎肿大案治疗第四次

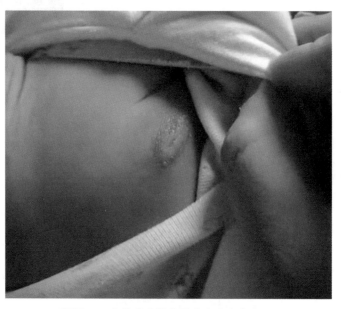

彩图 16　小儿乳头发炎肿大案治疗痊愈

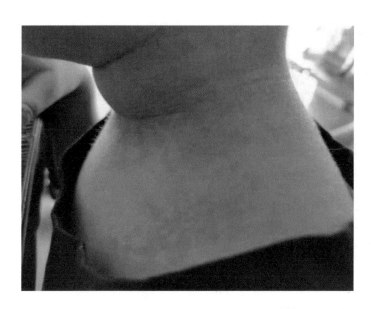

彩图 17　小儿颈部增粗
伴有黑色沉着案
治疗前

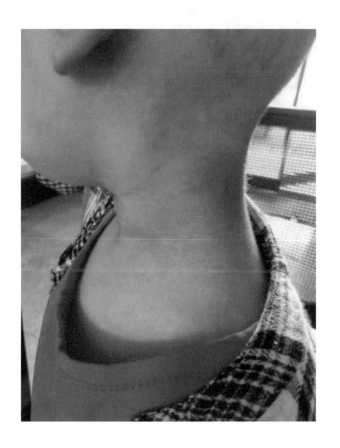

彩图 18　小儿颈部增粗
伴有黑色沉着案
治疗后

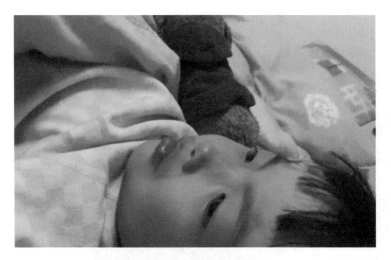

彩图 19　小儿受惊吓案治疗前

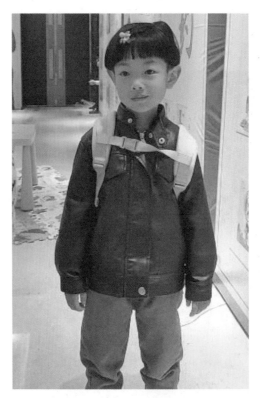

彩图 20　小儿受惊吓案治疗后

（编者注：因本病案疗效主要体现在眼神上，故征得家属同意，患儿眼睛不予遮挡，特此说明。）